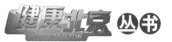

北京电视台《健康北京》栏目组／主编

Qiangjian Guge Xuchenzao

强健骨骼

须趁早

U0226487

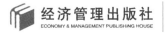
经济管理出版社
ECONOMY & MANAGEMENT PUBLISHING HOUSE

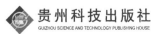
贵州科技出版社
GUIZHOU SCIENCE AND TECHNOLOGY PUBLISHING HOUSE

图书在版编目（CIP）数据

强健骨骼须趁早 / 北京电视台《健康北京》栏目组主编 .—北京：经济管理出版社，2016.1
（健康北京丛书）

ISBN 978-7-5096-3457-8

Ⅰ . ①强… Ⅱ . ①北… Ⅲ . ①骨疾病—防治 Ⅳ . ① R68

中国版本图书馆 CIP 数据核字（2014）第 247746 号

图书在版编目（CIP）数据

强健骨骼须趁早 / 北京电视台《健康北京》栏目组主编 . — 贵阳：贵州科技出版社，2016.1
（健康北京丛书）

ISBN 978-7-5532-0330-0

Ⅰ . ①强… Ⅱ . ①北… Ⅲ . ①骨疾病 – 防治 Ⅳ . ① R681

中国版本图书馆 CIP 数据核字 (2014) 第 288261 号

策划编辑：杨雅琳
责任编辑：杨雅琳　马玉丹　胡仕军　熊兴平
责任印制：司东翔
责任校对：陈　颖

出版发行：经济管理出版社
（北京市海淀区北蜂窝 8 号中雅大厦 A 座 11 层 100038）
网　　址：www.E-mp.com.cn
电　　话：（010）51915602
印　　刷：北京文昌阁彩色印刷有限责任公司
经　　销：新华书店
开　　本：720mm×1000mm / 16
印　　张：14.25
字　　数：218 千字
版　　次：2016 年 3 月第 1 版　2016 年 3 月第 1 次印刷
书　　号：ISBN 978-7-5096-3457-8
定　　价：48.00 元

健康北京丛书编委会

顾 问：

王彦峰 桑国卫 赵多佳 徐 滔

主 任：

张青阳 李小峰 杜 研

副主任：

宁文茹 陈 晔 施卫平 陈中颖 郭 颖 王 萌

委 员：

陆 平 赵 越 张晨曦 刘昭阳 徐梦白 武冠中
宋景硕 罗中苑 李梦瑶 阎成锴

专家介绍

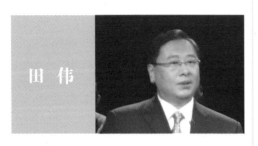

田伟

田伟，男，北京大学第四临床医学院北京积水潭医院院长，脊柱外科主任，主任医师，教授，医学博士，博士生导师。国务院特殊津贴专家，北京市突出贡献专家，中央保健局会诊专家，奥运会国家队特聘医学专家，北京市十大杰出青年；中华医学会理事，中华医学会骨科分会主任委员，中国医药生物技术学会计算机辅助外科学会主任委员；北京医学会副会长，北京市人大代表；香港骨科学院名誉院士，香港中文大学名誉临床骨科教授。国内外医学领域知名的骨科专家之一，从事骨科临床与研究工作30年。擅长上颈椎复杂畸形不稳定手术治疗、脊柱导航及导航辅助微创手术、腰骶部畸形及退变的治疗，脊柱韧带骨化症，国内最早常规采用手术显微镜，放大镜，微型磨削技术，超声磨钻，术中B超等先进技术开展脊柱手术的专家。

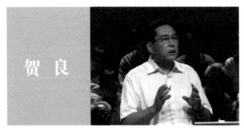

贺良

贺良，男，北京大学第四临床医学院北京积水潭医院副院长，创伤骨科主任医师，教授。《中华外科杂志》通讯编委、《中华创伤骨科杂志》编委、中华医学会急诊医学常委、中华医学会骨科分会创伤学组委，从事创伤骨科专业多年，擅长于老年骨折，膝部损伤，骨质疏松。多次发表论文及著作。

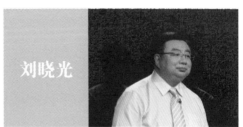

刘晓光

刘晓光，男，教授、主任医师、博士生导师。2006～2012年任北京大学第三医院医疗院长，现任科研院长。从事脊柱退行性骨病、肿瘤、外伤、微创外科的临床、教学和科研工作。任国家突发事件卫生应急专家委员会委员；中国康复医学会颈椎病专业委员会主任委员、脊柱脊髓损伤专业委员会微创学组副主任委员、肿瘤学组常委兼秘书；中华医学会骨科青年委员会副主任委员（两届）、微创学组副组长；中华预防医学会卫生应急分会副主任委员；中国医师协会骨科分会常委、教育委员会副主任委员；中国中西医结合学会骨科专业委员会副主任委员；北京医学会骨科分会委员会秘书长；中国医院协会常委、医疗法制专业委员会副主任委员、自律维权委员会常委、护理分会常委、医保分会委员等职。获教育部高校科技创新二等奖（两项），北京市科学技术奖二等奖，北京市优秀中青年医师"名医奖"。中华医学会中青年优秀论文一等奖、中华骨科杂志优秀论文一等奖、首届COA国际会议和中国康复医学会优秀论文奖等。获得中国医师奖提名奖，全国劳动模范，首都劳动奖章，中共中央、国务院、中央军委联合表彰的全国抗震救灾先进个人等，承担科技部"十五攻关"课题、国家自然基金、首都医学发展基金、国家卫生计生委、教育部等多项课题基金。在核心期刊发表论文70余篇，参与编写和翻译专著6部。

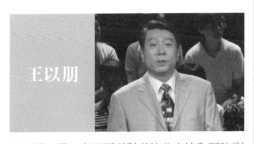

王以朋，男，中国医学科学院北京协和医院副院长，骨科主任医师，教授，博士研究生导师。兼任中华医学会骨科学分会秘书、中华医学会骨与矿盐分会副主任委员、中华医学会北京分会骨质疏松分会副主任委员、北京市医疗事故鉴定委员会委员等。擅长脊柱、关节、骨质疏松，尤其擅长特发性/先天性脊柱畸形、腰椎滑脱、腰椎管狭窄等腰椎退变的诊断和手术治疗。

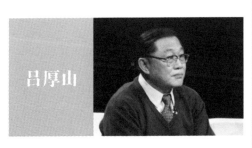

吕厚山，男，主任医师，教授，曾任北京大学关节病研究所所长，北京大学人民医院原骨关节科主任，骨关节科创始人。于1990年组织创建了国内第一个以关节炎外科治疗为主的专业诊治研究中心，领导开展了风湿病严重关节畸形患者的人工髋、膝关节置换术，为众多严重风湿病关节畸形患者解除了病痛。在人工关节置换技术及相关基础研究方面所做的工作处于国内领先水平，在手术难度、手术例数及治疗效果等方面均居国内领先地位。培养硕士、博士生80余名，并开展了大量科研工作，承担国家自然科学基金、原卫生部自然科学基金及国家863项目等多项研究课题。主编了国内第一部人工关节外科学专著《人工关节外科学》，并参与编写《风湿病学》、《现代骨科诊疗手册》等著作。社会任职中华风湿病学会常务委员、中华骨科学会委员、亚太人工关节学会理事、中国生物医学工程学会常务理事、北京生物医学工程学会理事长、中华医学杂志中华外科杂志及中华风湿病学杂志编委，第六，第七届国家自然科学基金委员会生命科学部学科评审专家。曾获得北京市科技进步二等奖，2007年国家科技进步二等奖。

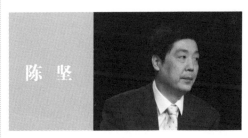

陈坚，男，北京大学人民医院骨关节科主任医师，教授。1986年毕业于上海第二军医大学医疗系，毕业后一直从事骨科临床工作，积累了较丰富的骨科临床经验。1996年进入北京医科大学人民医院骨关节中心学习工作。2000年至2001年在德国Hessing骨科医院进修临床工作。现主要从事关节镜外科手术、关节疾病的诊断与治疗、骨科临床等方面的工作。近年来有20余篇论文发表于国内核心医学期刊杂志上，并参加10余本临床专著的撰写与翻译工作。

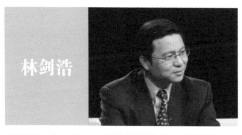

林剑浩，男，北京大学人民医院骨关节科主任，教授，博士生导师，北京市首批健康科普专家。兼任中国老年学学会脊柱关节疾病专业委员会副主任委员，骨关节炎国际研究协会（OARSI）执行委员，中华医学会膝关节外科工作委员会执行委员，《中华关节外科杂志》编委会副主编，*HSS Journal* 和 *International Journal of Rheumatic Diseases* 编委等。从事各种关节炎的外科治疗，特别是下肢髋、膝关节置换和足踝病的矫形。从医 20 余年，有丰富的临床经验。

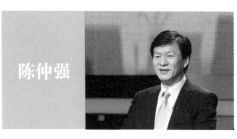

陈仲强，男，北大国际医院院长，教授，主任医师，博士生导师。原北京大学第三医院院长。兼任中华医学会骨科分会副主任委员，脊柱学组副组长、北京医学会骨科分会主任委员、海峡两岸医药卫生交流学会副会长、海峡两岸医药卫生交流学会骨科专家委员会主任委员、中国医师协会骨科医师分会胸腰椎学组主任委员、AO 国际基金会理事等。擅长于脊柱外科，尤其在颈椎病、胸腰椎疾病、脊柱畸形与创伤及滑脱的治疗等。采用自行设计改良的脊柱截骨技术治疗各种复杂脊柱畸形，达到国际领先水平；在对胸椎管狭窄症认识水平的提高及诊断与治疗水平的提高方面，做出了重要贡献；在椎间

盘疾病特别是胸椎及腰椎疾病的研究、诊断与治疗方面，以及腰椎体滑脱、再次复发病例的手术治疗等方面均具有较高的水平。

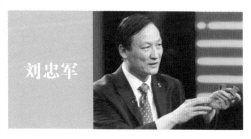

刘忠军，男，北京大学第三医院骨科教授，主任医师，脊柱外科研究所所长。兼任中国康复医学会脊柱脊髓委员会主任委员，中国医师协会骨科分会副会长，中华医学会骨科分会委员，AO 国际脊柱外科学会亚太区理事及中国理事会主席等。从事脊柱外科临床与相关基础研究，擅长颈、胸、腰椎退变，创伤，畸形，肿瘤等疾病的手术治疗及手术技术改进与创新。

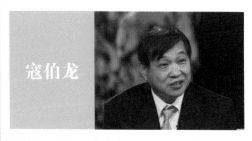

寇伯龙，男，北京大学人民医院骨关节科副主任，主任医师，北京大学关节病研究所副所长。中国康复医学会人工关节组理事；北京市西城区劳动鉴定委员会委员；中华外科杂志特约编委。在近十年来先后参加了《人工关节外科学》、《临床骨科检查手册》等书的编写工作，多次在中华骨科及中华外科杂志上发表有关人工关节置换手术方面的论文。同时受中国生物医学工程学会的邀请，多年为各地骨科医师讲授人工关节置换的临床理论及经验。2004 年 10 月应邀参加

Zweymüller 人工关节 25 周年庆典，代表中国在大会讲演"人工关节在我国使用的临床总结"，获得国际同行的认可。擅长关节外科手术，人工关节全髋、全膝关节置换术，髋、膝关节翻修术。

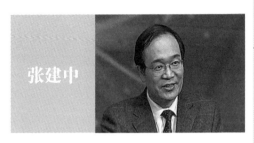

张建中，男，主任医师，教授，首都医科大学附属北京同仁医院骨科主任，足踝外科矫形中心主任，1999 年去美国巴尔地摩联合纪念医院足踝外科中心进修，回国后应用当前世界最先进的足踝外科理论和技术，在北京同仁医院骨科建立了国内首家足踝外科专科门诊，并成立了北京同仁医院足踝外科矫形中心。引进了 50 余项新的诊断治疗技术，其中一些在国内属首次引进或报道。是国内为数不多的专业足踝外科医生。10 年来，已为近万名患者诊治，获得了较好的疗效。在全国性足踝外科和骨科学习班上授课 100 余次，已培养 200 余名足踝外科和骨科医生。现担任中华骨科学会足踝外科学组副组长，北京骨科分会足踝外科学组组长，中国医师协会足踝外科工作委员会副主任，中国冲击波专业委员会副主任，足踝外科杂志主编。

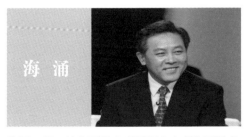

海涌，男，首都医科大学附属北京朝阳医院骨

科主任，首都医科大学骨外科学系主任，主任医师，教授。留美博士后，博士生导师，享受国务院政府津贴专家。兼任中国医师学会骨科分会委员、脊柱工作委员会副主任委员，中华医学会骨科分会微创骨科学组委员，中国康复医学会脊柱脊髓专业委员会副主任委员，中国医促会骨科委员会常委等，国际腰椎学会、国际脊柱侧弯研究会、北美脊柱外科学会理事等。从医 30 年来从事骨科和脊柱外科的基础和临床研究，对脊柱的创伤、退变、畸形、肿瘤等疾患的诊断、治疗以及微创治疗有丰富的经验和心得，尤其擅长各种脊柱侧弯、后凸以及颈腰椎疾患非融合治疗，多种技术达到国际国内领先水平，先后成功完成 5000 余例脊柱外科手术。

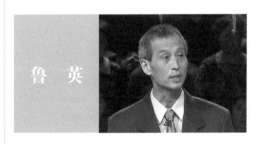

鲁英，男，首都医科大学附属北京友谊医院骨科主任医师、教授。从事骨科临床工作 30 年，在关节外科、人工关节置换、关节镜外科及足踝外科等领域有丰富的临床经验。作为友谊医院足踝外科专业、关节镜外科及运动医学专业的创始人，一直从事相关的研究及临床工作。30 年来，他为来自全国各地的患者亲自完成关节镜视下各种手术 2000 例，各种足踝外科手术 1000 例以上，取得很好的疗效，获得广泛好评和良好的社会效益。曾是中华骨科学会足踝外科学会委员，现任北京医学会运动医学分会委员。

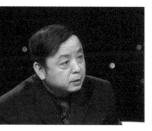

级专业期刊上共发表专业论文 11 篇。

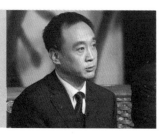

沈惠良，男，主任医师，首都医科大学教授，宣武医院骨科主任，博士生导师。从事骨科临床工作 30 年，对于骨科各类主要疾病的诊治具有较高水平。近年来主要研究工作方向为老年退行性骨关节疾病和骨创伤。对各类常规性脊柱疾患诊治经验娴熟。所开展的各类人工关节置换手术经治效果稳定。对于复杂骨创伤的治疗经验丰富，强调目标控制，分期治疗。针对老年人下腰椎疾患重视个体化治疗，效果良好。曾以第一或责任作者发表论文 20 余篇，参与编写和翻译专著 5 部。

张庆明，男，首都医科大学宣武医院骨科主任医师，副教授，硕士，1987 年毕业，被分配到首都医科大学宣武医院外科工作，1990 年确定骨科专业。2003 年取得硕士学位，长期从事骨科专业，在复杂创伤诊治、颈椎腰椎病、手外伤的处理、骨科常见疾病等方面有丰富的临床经验。曾多次出席欧洲、北美脊柱和创伤方面的学术会议。现主要从事脊柱外科和复杂创伤方面的临床工作。发表论文 10 余篇。

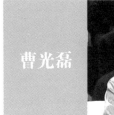

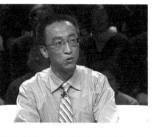

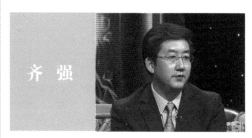

曹光磊，男，首都医科大学宣武医院骨科，副主任医师，副教授，硕士研究生导师。目前主要致力于老年骨关节病、髋、膝关节置换及老年髋部创伤等方面的研究。现任中华医学会创伤分会青年委员。2006 年赴新加坡中央医院进修（该医院是获得 JOI（国际关节联合会）认定的世界第三大关节置换教学中心），对关节置换的一些现代理念有了更深层次的理解，在微创膝关节置换上取得了一定的经验。2009 年赴加拿大西安大略大学附属医院关节矫形科进修，师从著名教授 Dr. Bourne，进一步掌握了膝、髋关节置换的现代理论和技术。任职期间在国家

齐强，男，教授，北京大学第三医院骨科主任医师，医学博士。担任中华医学会运动医疗分会脊柱运动损伤学组副组长兼秘书；中国康复医学会脊柱脊髓专业委员会腰椎外科学组委员；中国康复医学会脊柱脊髓专业委员会脊柱畸形学组委员；中国医师协会骨科医师分会脊柱畸形工作组委员；国际脊柱研究学会（AOSpine）中国分会理事；中国残疾人康复协会脊髓损伤康复专业委员会委员；国际脊髓损伤学会中国脊髓损伤学会委员；中华医学会医疗鉴定专家；《中华外科杂志》特约邀审稿

专家；《中华骨科杂志》特约审稿专家；《中国运动医学杂志》特约审稿专家。

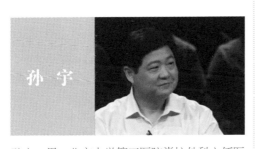

孙宇，男，北京大学第三医院脊柱外科主任医师，副教授，硕士生导师。兼任中国康复医学会脊柱脊髓专业委员会颈椎研究委员会副主任委员、中国康复医学会颈椎病专业委员会副主任委员、中国康复医学会颈椎病专业委员会青年委员会主任委员、中华医学会骨科专业委员会脊柱学组委员、北京医学会骨科专业委员会委员等。主要从事脊柱外科，重点为颈椎疾患，以及其他脊柱疾患。包括颈椎病、颈椎管狭窄、颈椎畸形、颈椎创伤；腰椎间盘突出、腰椎管狭窄、腰椎滑脱等。近十年来应用颈椎非融合技术（颈椎人工椎间盘置换术）治疗颈椎病取得了良好疗效，达到国际领先水平。

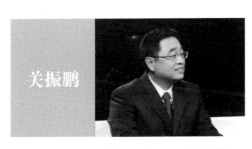

关振鹏，男，医学博士，北京大学医学部教授，博士生导师，北京大学人民医院主任医师。1993年毕业于北京医科大学临床医学系，毕业后被分配到人民医院关节病诊疗研究中心，师从全国著名骨科及人工关节专家吕厚山教授，一直从事骨科临床工作，重点学习以人工关节置换

为主要手段的风湿性疾病的矫形外科治疗及围手术期处理原则。现主要从事风湿性疾病的外科治疗，重点是人工髋、膝关节置换术及围手术期处理，近期又开展了人工肩、肘关节置换以及先天性髋关节发育不良和股骨头坏死早期保头治疗的临床工作，目前每年完成人工髋、膝关节置换术500余例。近年来有40余篇论文发表在国内主要医学杂志上，其中5篇发表在SCI收录的国际主要医学期刊上。并主编和参编了数本临床专著。2002年曾荣获教育部提名的国家科学技术进步一等奖，为第4完成人；2007年荣获国家科学技术进步二等奖，为第2完成人。兼任中国老年学学会老年脊柱关节疾病专业委员会常务委员兼副总干事长、中华医学会骨科学分会关节学组中国髋关节工作委员会委员、北京医学会骨科分会关节学组委员等。

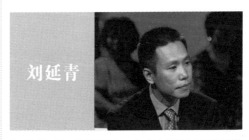

刘延青，男，医学博士，北京大学第三医院骨科主任医师。北京中医药学会委员，新加坡中央医院临时注册医师。从事关节疾病治疗，膝关节置换手术、髋关节置换手术，单髁膝关节置换手术，膝、肩关节镜手术。参与获得中华医学会科技进步二等奖，北京市科技进步三等奖。

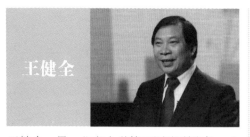

王健全，男，北京大学第三医院副院长，北京大学第三医院运动医学研究所副所长，主任医师，硕士生导师。兼任中华医学会运动医疗分会全国常务委员、秘书长，中国体育科学学会运动医学全国委员、国家队医疗专家组成员、北京医学会运动医学分会副主任委员。主要研究运动员的运动伤病的诊断和治疗，尤其擅长关节镜微创方面的手术，在髋、肩、膝关节镜方面较为熟练，如前、后十字韧带双束重建、肩关节盂唇缝合、肩袖缝合、肘关节骨关节病、髋关节撞击综合征手术、髋关节盂唇损伤手术等。

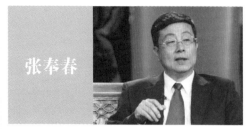

张奉春，男，中国医学科学院北京协和医院风湿免疫科主任医师，内科学系主任，博士生／博士后导师，中华医学会风湿病学分会常务委员，中华医学会风湿病学分会前主任委员，第六、第七届主任委员，中国医师协会风湿免疫病专科医师分会会长，北京医师协会风湿免疫医师分会主委，北京医师协会内科医师分会主委。《中华临床免疫和变态反应杂志》主编，《中华风湿病学杂志》副主编，《中国骨与关节杂志》（原《中国骨肿瘤骨病》杂志）副主编。

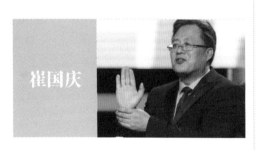

崔国庆，男，北京大学第三医院运动医学研究所副所长，主任医师，教授，硕士研究生导师。从事肩关节运动损伤，肩袖撕裂，肩关节脱位，肩关节镜技术；肘关节运动损伤，网球肘，肘关节镜技术；膝关节运动损伤，前、后十字韧带损伤的镜下处理，类风湿性关节炎及老年性骨关节病的镜下处理等。

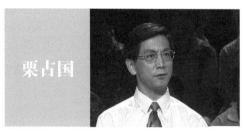

栗占国，男，教授，主任医师，博士生导师，北京大学人民医院临床免疫中心／风湿免疫科主任，风湿免疫研究所所长，北京大学医学部风湿免疫学系主任，国家杰出青年基金获得者，973 首席科学家，CMB 杰出教授及吴杨奖获得者，享受国务院特殊津贴。亚太风湿病联盟（APLAR）前主席，中国免疫学会临床免疫分会主任委员，中华医学会风湿病学分会前任主委，*Clinical Rheumatology*、*Int J Rheumatic Diseases* 副主编，《中华风湿病学杂志》总编，《北京大学学报》（医学版）副主编，《中华临床免疫与风湿病》总编，《医学参考报（风湿免疫专刊）》主编，多家期刊编委。从事风湿免疫临床30余年。主要研究方向为类风湿关节炎的发病机制及免疫干预、系统性红斑狼疮及干燥综合征的早期诊断及治疗。致力于类风湿关节炎（RA）的基础和临床研究，取得了具有理论意义及临床实用的一系列创新性成果。首次发现并证实了新的RA致病抗原及其致病机制，是近年来国际RA领域最重要的进展之一；为提高我国RA患者的正确诊断率、降低致残率做出了重要贡献。基于前期研究基础和成果，建立了一系列免疫诊断方法；起草并主持制定了《RA诊治指南》，大幅度提高了RA的正确治疗率；完成了国内大规模的RA流行病学调查，其成果被作为代表中国的RA数据引用。同时，研究和建立了系统性红斑狼疮（SLE）的免疫治疗方法，并被国外教科书引用；是国际上风湿病免疫诊断及SLE优化方案的主要研究者之一，其学术成就在国际风湿病学界产生了重要影响，先后被选为亚太风湿病联盟（APLAR）主席和国际风湿病联盟（ILAR）主席。在国际著名的风湿病及免疫学杂志 Immunity、Ann Intern Med、Ann Rheum Dis 及《中华风湿病学杂志》等发表论文400余篇。主编、主译《类风湿关节炎》、《风湿免疫病临床实践》、《凯利风湿病学》及《风湿免疫病学高级教程》等专著13部，参编30余部。作为973计划首席科学家、"十一五"和"十二五"课题等RA重大项目的牵头人，研究成果已用于临床诊治或被国内和国际专著及教科书引用。已培养硕士、博士及博士后90余名，其中已有多人担任学科带头人、科主任或在学会任职，为推动我国风湿病事业的发展及国际化做了大量具体工作，并为提高我国风湿病学科的国际影响力做出了重要贡献。

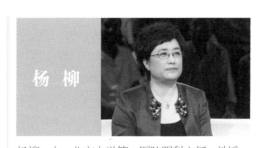

杨柳

杨柳，女，北京大学第一医院眼科主任，教授，博士生导师。中华医学会眼科分会委员、全国眼免疫学组副组长、中国女医师协会眼科专家委员会常委、北京眼科学会委员。主要专业领域是视网膜疾病、葡萄膜疾病的诊断和治疗，擅长玻璃体视网膜疾病、黄斑疾病、复杂白内障等的手术治疗，尤其对葡萄膜炎的个性化治疗、葡萄膜炎的多功能影像诊断及葡萄膜炎并发症的处理具有丰富的临床经验。提出视网膜葡萄膜疾病需要神经保护的概念。一直热心于公益事业，积极推广眼病健康知识的普及，多次在中央电视台、北京电视台、湖北卫视等进行眼病知识的讲座。曾于1998年参加第一批北京市"视觉第一，中国行动"医疗队，并多次参与中华健康快车活动，为边远地区进行免费白内障手术。2014年率领卫生计生委委派的第一批赴加勒比的国家医疗队，先后赴巴哈马和多米尼克进行"光明行白内障复明活动"，并亲自进行白内障手术。主要研究领域为视神经、视网膜的再生、修复和神经保护，以及葡萄膜炎的结构和功能损害。所从事的视神经再生课题的研究，在世界上"首次使再生的视神经从眼球长入脑内的靶组织"。主持并完成多项国家自然科学基金、国家985计划二期基金、国家教育部留学回国人员科研启动基金、北京市自然科学基金、国家"十一五"重大课题等多项课题的研究。主编出版了国家科学技术学术著作出版基金图书《葡萄膜炎图谱》。在国内外核心期刊发表论文多篇，培养硕士研究生和博士研究生20余人。

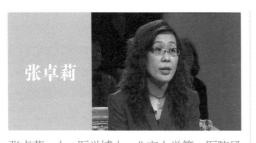

张卓莉，女，医学博士，北京大学第一医院风湿免疫科主任，主任医师，教授，博士生导师。兼任中国医师学会风湿病分会常务委员，中华医学会风湿病学分会委员兼副秘书长，中华医学会心血管病分会肺血管病学组委员，国家医学考试中心风湿免疫专业组组长，北京大学医学部风湿病学系副主任。20年来始终工作在临床第一线，对于常见风湿病的诊断和治疗有丰富的经验，曾经在北京协和医院风湿免疫科工作17年，在英国帝国大学及荷兰阿姆斯特丹大学医学中心从事临床、科研工作四年，非常熟悉风湿病领域的进展和最新动态。

年曾在瑞士苏黎世合作研究骨关节炎及骨质疏松的发病机制，研究成果多次参加美国风湿病年会，亚太地区、全国和北京市风湿病年会等学术会议交流并多次做大会发言。2004年在国内首次提出未分化结缔组织病的基本概念；2011年在美国风湿病学年会上首次提出生物制剂可安全用于既往感染乙肝病毒的类风湿关节炎患者；2012年作为主要执笔人制定了我国首个GIOP诊疗共识；2013年在十余年临床经验积累下率先肯定了小剂量环磷酰胺治疗系统性红斑狼疮的疗效及安全性；近年来主持多项国家自然基金、APLAR基金、首发基金和ILAR基金的申请、落实和结题工作。十余年来先后在SCI及核心期刊发表论著50余篇，参与多部风湿病学著作的撰写。

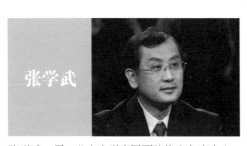

张学武，男，北京大学人民医院临床免疫中心/风湿免疫研究所教授，主任医师，医学博士，博士研究生导师。中华医学会风湿病学分会全国委员，中国康复医学会骨关节及风湿病分会全国委员，中华医学会北京市风湿病学分会委员，中国医师协会北京市风湿病学分会副理事长，中国老年学会骨质疏松分会常委。现为多家期刊审稿人、通讯编委。主要研究方向为自身免疫病的发病机制及免疫治疗。在类风湿关节炎、红斑狼疮、继发性骨质疏松、干燥综合征及痛风关节炎的诊治方面有较深造诣。2001

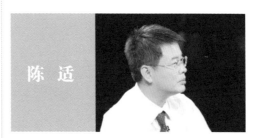

陈适，男，北京大学人民医院风湿免疫科主任医师，副教授。1990年毕业于北京医科大学医学系，学士学位。自1990年以来，一直从事风湿免疫专业的临床工作，对风湿病的诊治具有丰富的经验，参与抢救多名危重病人，受到患者及家属的一致好评。在教学工作中，认真完成教学及继续教育工作任务，多次被评为教学及继续教育优秀教师。

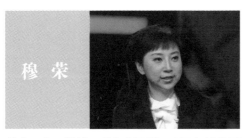

穆 荣

穆荣，女，教授，硕士生导师。1995年毕业于北京医科大学医学部临床医学系（现北京大学医学部），2010年被聘为风湿免疫科教授。现兼任中华医学会风湿病学分会中青年委员会副主任委员、亚太风湿联盟学术委员会委员、海峡两岸医药卫生交流协会风湿病专家委员会常委兼副总干事、多家期刊编委等。多年的临床实践中对各种风湿免疫病的诊断及治疗积累了丰富的经验，参与编写了10余部风湿病和免疫学方面的专著，发表文章50余篇。先后承担包括国家自然科学基金、"十二五"重大新药创制、973子课题等多项科研基金。曾获得欧洲风湿病联盟优秀论文奖、亚太地区抗风湿联盟travel grant、东亚风湿病联盟青年研究者奖、中华风湿病学优秀论文一等奖等多项个人学术奖励；并作为主要完成人获得中华医学科技进步二等奖及三等奖、高等学校科学研究优秀成果奖二等奖、北京市科技进步奖二等奖、华夏医学科技奖一等奖等。业务专长：类风湿关节炎、系统性红斑狼疮、强直性脊柱炎、干燥综合征、血管炎和痛风等多种风湿病及疑难病例的诊断和治疗。

编者按
leaderette

2005 年，随着人们对健康知识的关注，一档名为《祝你健康》的节目在北京电视台科教频道应运而生，栏目宗旨为"传播党和政府的医疗方针、传播科学医疗卫生知识、服务人民大众健康"。

2008 年奥运会在北京召开，《祝你健康》更名为《健康奥运　健康北京》，成为宣传"健康奥运　健康北京——全民健康活动"的权威平台，其影响力不断扩大。奥运会结束后，2009 年伊始，栏目正式更名为《健康北京》，北京市委宣传部决定将《健康北京》作为中国医药卫生事业发展基金会和北京电视台共同主办的专门向全市人民普及科学医疗卫生知识、服务人民的健康栏目，并成为《健康北京人——全民健康促进十年行动规划（2009 ~ 2018 年）》和《健康北京"十二五"发展建设规划》的宣传阵地。

从 2005 年到 2015 年这 10 年间，《健康北京》邀请医学专家、学者共计4520 人次，制作栏目 3285 期，成为全国公认的宣传健康知识的品牌栏目。栏目以丰富的实用性信息、权威的专家资源、专业的解读视角、多媒体手段的综合运用，成为国内健康节目的标杆。三甲医院的专家始终是《健康北京》栏目的主角，保证了栏目的权威性、科学性，为观众提供了学习健康知识的高端平台，成为观众喜爱的健康类栏目，在权威医疗资源和普通百姓之间搭建起互通的桥梁。

随着栏目的日渐丰富，信息含量越来越大，不断有观众在微博、微信上留言，或通过北京电视台热线平台咨询栏目传播的健康知识，为此栏目组决定将相关知识整理加工、提炼编辑成册。在制作过程中，发放调查问卷，了解百姓对健

康的需求，在此基础上，完成"健康北京丛书"。本丛书精选了 2006 ～ 2014
年《健康北京》栏目播出的 238 位专家的精彩内容，其中，院士 5 人，院长、
副院长 60 人，科室主任 102 人。丛书按照人体各大系统的疾病整理归类为 10 册，
即可单独成册，又是一个完整的系列，内容既有日常栏目的患者故事，又有健
康大课堂的专家讲解。将《健康北京》栏目多年资源进行整合，结合实际病例，
概括出常见病及多发病的症状、检查、治疗、病因、预防，结合自测、鉴别，
让读者对常见病有基本的了解，能做到正确判断、及早就医。为了方便读者了
解每位专家的观点，丛书每册均按专家归类整理。

　　本书在编写过程中得到了众多医学专家的大力支持，在此表示由衷的感谢。
如有疏漏之处，恳请广大读者批评指正，并希望大家在阅读过程中提出宝贵的
意见和建议。

《健康北京》栏目组

2015 年 11 月

序言
preface

《健康北京》是北京电视台为筹备 2008 年北京奥运会于 2005 年开播的一个健康栏目，开播之初就作为宣传单位参加了在全市开展的"健康奥运 健康北京——全民健康活动"。历时近两年的健康促进活动，由于政府主导、社会组织推动、全民参与、新闻媒体大造舆论，成效显著，社会反响之大、影响之深，在北京是罕见的，不仅为成功举办奥运会创造了健康、安全、和谐的社会环境，同时也通过奥运会的成功举办，为北京乃至中华民族留下了一份宝贵的健康遗产，为北京全面建设健康城市开拓了道路。

为了继承和发扬"健康奥运、健康北京、全民健康促进活动"的经验，北京市政府决定，在十年内将北京建成拥有"一流健康环境、一流健康人群、一流服务"的国际性大都市，并于 2009 年制定和发表了《健康北京人——全民健康促进十年行动规划（2009～2018 年）》。2010 年，市委市政府在研究"十二五"经济社会发展规划时，作出了建设健康城市的决策，2011 年发表了《健康北京"十二五"发展建设规划》，在全国大城市中，第一个把健康城市建设列入经济社会发展规划。

为推动北京健康城市建设的发展，奥运会刚一结束，市委宣传部就决定将参加奥运会宣传的《健康北京》栏目由中国医药发展基金会和北京电视台主办，专门向人民群众宣传健康知识。《健康北京》是在筹备 2008 年奥运会和北京市推进健康城市建设发展的过程中产生的，同时它也是在这个过程中不断改革、创新和完善的。

《健康北京》开播十年来，栏目组的全体同志和北京地区的医学专家、学者，深入实际，调查研究，不断分析和掌握群众的健康需求，提高栏目的针对性和实效性。《健康北京》栏目拥有一支业务水平高、实践经验足、综合能力强的专家队伍，确保栏目内容的科学性、权威性和实用性。栏目组的同志精心设计专栏，创造赏心悦目的品牌栏目，经过多次改革将演播现场变成大课堂，讲课的专家、主持人、嘉宾、典型病例患者和现场观众一同登场，有问有答，生动活泼，使电视机前的观众身临其境，收视率名列前茅，并对全国各省市电视台开播健康类栏目起到了一定的启示作用。在国家一年一度的健康节目评比中，《健康北京》栏目屡获殊荣。

《健康北京》栏目开播十年，邀请专家学者 4520 余人次，制作节目 3285 期，收看人数据不完全统计为 1.5 亿人次以上，受到北京地区和全国观众的支持和喜爱，他们要求将节目内容编辑出版，惠及全国民众。这部即将与读者见面的《健康北京丛书》，就是应观众的要求出版的。一方面，这套丛书是《健康北京》的专家和栏目组全体同志十年辛勤劳动的智慧成果的汇集，也是向关心和支持栏目的各方领导和观众的感谢和汇报。另一方面，这套丛书的内容十分丰富，是一部普及医学知识的百科全书，对提高广大群众的健康素质具有重要的意义。

中共中央一贯重视人民的健康问题，在中共中央和国务院的领导下，我国的医疗改革取得了举世瞩目的成就，人民的健康水平不断提高，但我国人民的"看病难、看病贵"问题还没有完全解决，有些人对健康在国家经济社会建设中的重要地位和作用的认识不够深刻，我国人民的健康素质同发达国家人民相比还有相当大的差距。健康是生产力，做好普及科学健康知识工作，增强人民体质，把我国建设成人人健康、长寿的国家，是一项长期的任务，我们必须继续努力！

王彦峰

2015 年 8 月

目录
contents

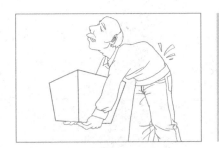

第一部分

骨

第一章

强健骨骼 三宝护航

讲解人：田伟
北京大学第四临床医学院北京积水潭医院院长、脊柱外科主任、主任医师

* 每个人都会有骨质疏松吗？

* 补钙能预防骨质疏松吗？

* 晒太阳、多运动对骨骼健康有利吗？

得了骨质疏松，开始的时候往往没有什么症状，直到骨头受到小创伤断裂时才会发觉，但这时候，它已经"夺取"了我们的健康。骨质疏松被称为"寂静的杀手"，究竟该如何预防和治疗骨质疏松呢？北京大学第四临床医学院北京积水潭医院院长、脊柱外科主任、主任医师田伟为您解答。

* 每个人都可能发生骨质疏松

从严格的意义上讲，骨质疏松不完全是一种疾病，甚至有的专家认为它根本不是病，是由人体老化产生的，是人生命进程的一个过程，是人们无法避免的现象。

* 饮食上预防骨质疏松不仅要补钙

在饮食中预防骨质疏松补钙固然重要，因为很多人在饮食上可能会出现钙的缺失。但是随着生活水平的提高，钙缺失的情况越来越少。而在饮食方面与骨质疏松

相关的不仅是钙，还需要别的元素。如果把骨头比喻成一座大厦，那么钙就相当于水泥，但骨头这座大厦仅仅有水泥是无法支撑的，同时需要钢筋。之所以强调钙的补充，是因为与骨质疏松有关的骨密度检查，主要查的就是钙的含量，若骨骼里钙的含量低，人的骨头自然就不结实。

有的人查骨密度时没有发现明显的降低，可能还处在正常范围内，可是也容易发生骨折等一些骨质疏松常见的问题，实际上相当于骨头这座大厦钢筋那部分支撑得不够。蛋白质也是非常重要的，包括动物蛋白、植物蛋白等，并且蛋白质的摄入和钙的摄入要保持一定的平衡。在日常生活中，肉类、海鲜的摄入可以补充蛋白质。当然也要注意对摄入量的把握，如果食用过多的肉、摄入过多的钙，人体骨骼无法充分吸收了，在排除多余营养的过程中给肾脏带来很大的负担。

预防骨质疏松的第一件法宝就是饮食。我们既要摄入钙质，也要补充牛奶、肉类等蛋白质，这样才能坚固骨骼这座大厦。

* 晒太阳、多运动预防骨质疏松

晒太阳能让已食用的东西进入身体被骨骼吸收。阳光可以活化人体内的维生素 D，促进钙质的吸收。单纯通过药物补充的维生素 D，是未被活化的，无法起到促进钙吸收的作用。

促进钙的吸收，除了晒太阳之外还有一个很重要的因素，就是运动。在人的基本结构中存在一个由基因决定的特点，即人体必须要尽最大的可能去节能，只要是不需要的东西，就需要排出去，让身体的分量减轻，降低能耗。骨组织也是如此，在无额外压力的状态下，它会把多余的钙质，甚至蛋白质排出去。很多人注意补充钙和蛋白质，也去晒太阳，但骨头依旧很软，这是因为缺乏运动。比如一个人突然患有重病，卧床几天，就会发现骨密度有明显的下降。实际上跑步对各个年龄段的人都有益处。老年人最好是在比较平坦的路上进行慢跑运动，这有助于预防骨质疏松。若跑步存在一定的困难，可以考虑走路和散步，身体允许的话就尽量走得快一点。有阳光、有运动，二者配合是最好的。过去主张要么早晨太阳没升起来就出去锻炼，要么太阳落山再去锻炼，其实都不是太好，因为这只能起到锻炼身体一项作用。如果能够在有太阳的环境下锻炼，时间的利用效率最高，锻炼的效率也最高。因此，利用中午的时间去锻炼十分有效。

* 骨质疏松的治疗

骨质疏松既然是一种带有老化性质的病，就要学会与它和平相处。想把骨质疏松治好，是不现实的。但是通过注意饮食、注意晒太阳和适当的运动，可以起到减缓骨质疏松加重的作用。科学研究发现，积极地做饮食、阳光、运动三个方面的调节，特别是坚持长期运动的人，即使在检查骨密度时没有发现骨密度出现明显改善，但是骨头也会比其他骨密度相近的人显得更结实。

还可以通过一些药物，比如补钙的药物、增加钙质吸收或增加蛋白质吸收的药物和抑制破骨细胞的药物，来缓解骨质疏松的症状。骨头变结实是一个动态的过程，既有一些细胞不断地削弱骨头，也有骨细胞不断地增强。削弱的那部分被称为破骨细胞，有 些药物可抑制破骨细胞作用，阻止其继续破坏骨头。同时，骨细胞再一点点地搭建，使骨头能变得强一些。

晒太阳能够活化人体内的维生素 D，促进钙质吸收。运动可以防止骨骼营养物质的丢失，但锻炼一定要坚持、讲规律。老年人比较适合慢跑和快走这两项运动。最好的锻炼时间则是阳光充足的时候。

骨质疏松是老化性质的病，无法治愈，当患上骨质疏松后，我们可以通过饮食、晒太阳和适当运动延缓骨质疏松的进程，并且也可以服用抑制破骨细胞的药物来强健骨骼。

第二章

脆弱腰椎　点滴守护

讲解人：田伟

北京大学第四临床医学院北京积水潭医院院长、脊柱外科主任、主任医师

* 为何腰椎特别容易受伤？
* 闪腰与不良姿势有何关系？
* 腰部锻炼有哪些方法？

　　腰椎是人体内非常脆弱的部位，一不小心就会"闪了腰"，给患者带来痛楚和不便。那腰椎易患哪些疾病？闪腰的原因有哪些？究竟应该如何保护腰椎？北京大学第四临床医学院北京积水潭医院院长、脊柱外科主任、主任医师田伟教您保护和强健腰椎。

* 腰椎的病变种类

　　腰椎是人体特别容易患病的部位。比如腰部软骨损伤，最常见的就是腰椎间盘突出症。再有腰椎损坏后在自我修复的过程中长出很多新骨头，使得后面的韧带变厚，出现腰椎管狭窄。有一部分人腰部的先天发育结构存在问题，比较脆弱。在使用过程中这部分脆弱的结构就可能发生断裂，患者自身也许不知道，在不断使用的过程中，断裂的结构会一点点错开，导致腰椎滑脱。当然腰上还有各种各样的疾病，比如变得弯曲、后突，或是感染，甚至是长肿瘤。最常见的腰椎疾病，就是慢性

的腰痛、腰椎间盘突出症和腰椎管狭窄症。

* 闪腰的原因

有的人搬重物经常容易闪腰：一是物品比较重；二是搬重物时腿处于伸直的状态，直接靠腰部用力；三是搬重物时进行旋转，身体力量都转到腰部。这些都是闪腰的关键因素。

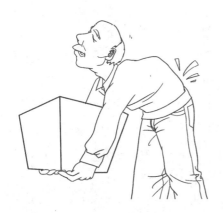

科学研究发现，如果人在直立时弯腰搬重物，腰部需要承受的力量比人体承受的重力要多6～10倍。此时发生旋转最危险。因为腰椎有一个扣锁机制，前面是承受重力的骨头和软骨，后面存在很多小的关节，是能卡住的。人如果处在小关节既卡住又负重的情况下，就能够比较稳定。但是，如果做大弯腰动作，此时恰恰把小关节拉开，身体的结构就失去稳定作用，即失去了扣锁机制。这时一旋转，搬重物就完全靠腰部自身的力量，必须有足够的力量的时候才能把它稳定住。但是一般的人，特别是女性，通常不是体力劳动者，腰部的力量是不够的。当没有足够的肌肉保护腰部时，就容易闪腰。

闪腰有两方面的原因：一是肌肉拉伤，突然猛力地运动，肌肉力量不够，导致部分肌肉拉伤。二是一部分人可能是因为本身腰部有一些问题，比如原来有腰椎间盘突出、腰椎滑脱或者腰椎间盘有一些小的断裂，做动作时不注意保护，就容易把本就处在异常状态下的腰闪了。为了减少腰部疾病的发生，需要注意日常的姿势。

* 腰椎病变的警报

腰椎病变反映在几个方面：一是经常发生腰疼，特别是在闪腰的情况下。如果一个人经常反反复复出现闪腰，通常腰肯定存在问题。轻者称为腰椎不稳定，实际上是软骨盘已经出现了裂纹。重者可能出现腰椎间盘突出，甚至腰椎滑脱症，需要去医院检查。二是腿部出现疼痛，这可能是更严重的问题，腰椎的结构损坏，造成神经压迫，导致腿疼或腿麻木。三是走路腿没劲，即有的患者平常没有什么症状，但走路有问题，躺着没事，一站起来，两条腿就开始发麻或者发沉。有的患者站着也没事，走一段时间，比如走一两百米，就发现腿越来越沉，越来越没劲，这可能就是另外一种常见的腰椎疾病，即腰椎管狭窄症。

* 闪腰后的处理方法

闪腰是腰在不稳定状态下突然用力，又没有足够的保护，这时可能出现肌肉的拉伤，但是也有很多人不是肌肉拉伤，就是一下卡住了，突然一收缩，反应性的肌肉痉挛，表现出腰部剧痛，不能活动。多数人闪腰时就使劲动，扭来扭去地挣扎，造成的结果是疼痛越来越剧烈。如果肌肉处在剧烈收缩的时候会缺氧，即没有营养的成分，出现肌纤维绷紧，肌肉里的物质渗透出来，刺激周围的纤维，又使肌肉继续收缩，形成疼痛的恶性循环。因此，有些人一旦闪了腰，短期是无法恢复的。

如果突然出现闪腰，一定要镇静下来，赶紧放松，

反复闪腰、腰腿疼痛、腿麻木、走路腿没劲等都是腰椎病变的警报。当患者出现以上症状后，需要及时到医院确诊。

当腰部扭伤、出现剧烈疼痛后，最好的方法是躺在床上或者原地保持不动、全身放松，然后慢慢团身，膝盖尽量贴近胸部，双手抱紧膝盖，这样就能够有效缓解腰痛。

不能乱动，就近找个地方躺下，让全身放松，慢慢地把两个膝盖抱起来，慢慢抱成团，腿尽量贴近胸部，保持一段时间。还可以戴个围腰，通过贴膏药来缓解肌肉的痉挛，进行止痛，也可通过内服药来止疼。这些都是缓解闪腰后腰疼的有效方法。

* 腰部的锻炼

预防腰部的疼痛发作，需要调整自己的生活方式，坚持适当的运动。最好是坚持一种全身性的运动，比如散步、跑步、游泳。有体力的人还可以进行球类运动，这对腰部疾病的预防十分有效。

锻炼腰部还有一些更简单直接的方法，一是可以坐在床上把腿伸直，手尽量慢慢地沿着腿往前够，以能摸到脚为宜，摸到脚后，停留 5 ～ 10 秒钟。该动作可以牵引腰部的肌肉，让痉挛的肌肉慢慢地舒展开。二是躺在床上，慢慢地把两个膝盖抱起来，尽量抱到胸部，在此停留 5 ～ 10 秒钟，目的也是舒张腰部肌肉，这两种运动对于预防慢性腰疼是非常有效的锻炼方法。

另外，还可以进行肌肉的锻炼，分为两种，第一种是仰卧起坐，第二种是"小燕飞"。正常人做这两种动作是用最快的速度，一下一下地做，使局部的肌肉和关节也在剧烈运动的状态下，如果腰部已经存在一些损伤，肌肉得到锻炼的同时腰椎就会受损。腰部有问题的人，做仰卧起坐时，可以把腿、膝盖蜷起来，上身慢慢地向上抬起去够膝盖，当后背离开床以后，要停留 5 秒钟左右，使腹肌持续收缩 5 秒钟，接着再慢慢躺下，进行第二次，能做 10 次为宜，做 20 次更好，可以根据个人的情况逐步地增加。

预防腰部疼痛要坚持适当运动，以全身性运动为宜，比如散步、跑步和游泳，也可以通过四种腰部锻炼方法，舒张和锻炼腰部肌肉，预防或缓解腰疼。

做"小燕飞"也是如此，趴在床上，上身慢慢往后抬起，头仰起来，当胸离开床面的时候坚持不动5秒钟。

仰卧起坐和"小燕飞"被称为等长性肌肉收缩锻炼。腰部的关节即使反复地运动，也不会增加损坏的程度，同时还会使腰部的肌肉得到锻炼，可以有效地减缓腰痛。

第三章

关爱颈椎 从我做起

讲解人：田伟

北京大学第四临床医学院北京积水潭医院院长、脊柱外科主任、主任医师

* 颈椎病分为哪几种不同类型？
* 如何自测提早发现颈椎病？
* 按摩能否缓解颈椎病的症状？

随着电脑的普及，曲颈低头工作方式的人群增多，颈椎病的患病率不断增高，年纪轻轻患颈椎病的人屡见不鲜。那颈椎病是如何影响到人体正常功能的？又该如何正确治疗和预防？北京大学第四临床医学院北京积水潭医院院长、脊柱外科主任、主任医师田伟为您解答。

* 颈椎病的发病机理

颈椎病是指颈椎逐渐发生退变，出现增生，最终导致神经压迫而发病。颈椎周围有脊髓、神经根等人体非常重要的结构。一旦脊髓、神经受到压迫，临床上就可能出现手麻、乏力、头晕，甚至是瘫痪症状。导致颈椎病的原因有以下几个：首先是年龄，颈椎的使用时间越长，结构的损坏越多。其次是遗传因素，实际上人的软骨里面的成分受基因影响。再次是不良的生活方式和营养的不平衡。颈椎一共有七块骨头，骨头之间用软骨盘连接起来。因为颈椎周围有非常重要的组织，比如脊髓神经，

脑部神经的所有信息通过颈椎的管腔传递到身体的各个部位。当颈椎发生退变后，会刺激骨头增生，长骨刺。骨刺本身并没有什么危害，但如果它长的地方不好，比如长到神经走行的地方，就能压迫到脊髓神经或其他分叉神经，影响身体神经信息的传递，继而引发非常严重的临床症状。

* 颈椎病的分类

颈椎病分三种类型。第一种类型是脊髓型颈椎病，压迫到脊髓神经，是最严重的情况，可能出现四肢瘫痪。第二种类型是压迫到神经根，即神经根型颈椎病。第三种类型是交感神经型，可能表现为恶心、呕吐、看事物不清楚，甚至表现为血压升高、糖尿病等症状。

危害严重的是脊髓型颈椎病和神经根型颈椎病，这两种类型都有上肢麻木、乏力等症状，而最大的区别是是否有上肢以外的症状，如果有就是脊髓型颈椎病。

脊髓型颈椎病典型症状主要有手脚麻木、运动协调力下降、胸部有束缚感等。当出现这些症状后，患者应该及时就医，避免病情恶化，造成瘫痪等严重后果。

神经根型颈椎病，主要出现颈部、肩膀、胳膊、胸口等部位的放射样疼痛。与心脏病引发的心前区疼痛不同的是，后者往往与活动有关，而前者常常在安静状态下也会发作。

* 颈椎病的自测方法

第一种方法是检查日常生活中写字、系扣子或用筷子夹菜是否正常，即手指运动是否正常。系扣子突然发现不太灵活，写字突然变得不流畅、难看，菜夹不起来，都需引起重视。第二种方法是手指屈伸，首先将拳头握紧，然后完全伸开，如此反复屈伸，动作要求在 10 秒内完成 20 次手指屈伸运动。颈椎病患者一是很难伸开、伸直手掌，二是做动作缓慢，做 20 次以上算是比较正常，如果次数相差较多，一定要到医院进行检查。第三种方法是走"猫步"，两脚在一条直线上行走，这对颈椎病患者来说是不容易做到的，可能东摇西晃，走两步就要摔倒，此时也要注意到医院检查与治疗。

* 颈椎病的治疗

颈椎病有一些常用的保守治疗方法，比如在颈椎病急性发作时，通过制动的方法，用颈托支撑脖子，控制颈部运动。治疗颈椎病，还可以选用温热疗法，促进血管舒张，加快血液循环，促使炎症消退。热疗是治疗颈椎病的有效方法，患者既可以到医院用仪器热疗，也可以在家用热毛巾敷脖子。牵引是治疗神经根型颈椎病最有效的保守治疗方法。另外，服用药物也是非常重要的保守疗法。常用的药物有消炎止痛药、肌肉松弛剂和神经营养剂，都能有效地缓解颈椎疼痛，对颈椎病的治疗能起到非常好的效果。

一部分颈椎病患者必须要考虑手术，特别是脊髓型颈椎病。因为脊髓的中枢神经受压后，存在非常不好的倾向，虽然有的病自愈性很强，一段时间后就能恢复正常，但中枢神经一旦受压时间过长，就无法恢复。缓解的最好办法是把压在中枢神经上的骨刺去掉。

随着科技的进步，计算机辅助导航技术已经应用于颈椎手术，这大大提高了颈椎手术的准确性与安全性。当保守治疗都不理想的情况下，不做手术造成瘫痪的危险要比做手术大得多时，接受手术是严重颈椎病患者的最佳治疗方法。

* 颈椎病的治疗误区

按摩的手法五花八门，但不能根治颈椎病。颈椎病患者有颈肩部的酸痛，通过按摩确实有轻快的感觉，但按摩无法治本，只能达到症状的缓解。另外，按摩可能导致一些不良的后果，比如强力按摩正在痉挛的肌肉，肌肉受到强刺激会持续收缩，暂时失去功能。而强力按压已经营养不良而且持续收缩的肌肉，可能导致肌肉纤维的断裂。反复积累，使得保护颈椎的肌肉变得更硬、没有弹性，直到失去功能。如果患者的颈椎病很严重，神经已经受到压迫，再按摩来加一个外力，可能会出现神经组织的损伤，造成瘫痪的可怕后果。

牵引治疗颈椎病需慎用。对于神经根型颈椎病患者来说，牵引是一种非常有效的治疗方法。但一定不能仰着头牵引，必须是从中低位、稍微向前15度左右的牵引，即从稍稍低着头的方向做牵引。通过牵引，被压迫的神经根周围能产生一些微小的运动，使压迫得到缓解，也能改善神经根压迫后产生的缺血状态，使炎症慢慢消退。

* 颈椎病的预防

预防颈椎病，一是营养物质摄取要均衡，二是要进行适当的运动。一种是抵抗运动，操作起来非常简单，即把双手交叉，放在后脑勺上，头向后仰，手向前用力，形成一个抵抗性的运动。实际上，用力的时候，颈背部的肌肉同时都在收缩，一次持续抵抗5秒钟，再放松5秒钟，反复锻炼。一般情况下颈部20%肌肉在动，其余

按摩无法根治颈椎病，强力按摩可能使颈部肌肉丧失功能，甚至肌肉断裂、神经组织损伤，造成瘫痪的可怕后果。牵引治疗需慎用，一般对神经根型颈椎病非常有效，但一定要注意牵引的角度。

80% 都在休息。第一个作用是唤醒那 80% 的肌肉；第二个作用是通过反复锻炼，肌肉因为反复收缩变得强壮，力量也能增强；第三个作用是通过锻炼缓解疼痛，由于肌肉像海绵，在收缩时，肌肉里产生的引发疼痛的物质会被挤出，而放松时，血液把营养物质带进来。头也可向两侧、向前运动，锻炼不同部位的肌肉，保护颈椎。

再一种是牵拉运动，颈椎有一部分肌肉经常会保护性地收缩，肌肉处在痉挛状态时，通过牵拉运动把痉挛的肌肉抻开一段时间。头部向一个方向抻，使得反方向的肌肉抻开，如果感觉疼痛，说明这一部分的肌肉处于挛缩状态，坚持五六秒钟，然后换一个方向继续牵拉。

还有一种是颈部操，就是抵抗运动、牵拉运动和局部的颈椎活动组合在一起。

颈椎的轴线与身体的轴线在一条线上时，是颈椎最平衡的状态。枕头一定不能太软，否则无法起到控制头部所处位置的作用。长时间过度前倾后仰，都对颈椎保护不利。

预防颈椎病需要营养均衡、适当运动，三种运动即抵抗运动、牵拉运动和颈部操都可以保护颈椎。合适的枕头和床铺对预防颈椎病也十分重要。

第四章

怎样保卫我们的骨骼

讲解人：贺良

北京大学第四临床医学院北京积水潭医院副院长、创伤骨科主任医师

* 哪些原因会导致骨质疏松？
* 哪些食物能够帮助补钙？
* 哪些做法易引起骨质疏松？

腰疼、腿疼、身高缩水，对于中老年人来说，这是骨质疏松的典型症状，而骨质疏松会伴随女性更年期的推进逐渐明显，适量地服用雌激素对骨质疏松的女性是否有益？还有哪些方法能够合理补钙，预防骨质疏松？北京大学第四临床医学院北京积水潭医院副院长、创伤骨科主任医师贺良为您答疑解惑。

* 不能小视的骨质疏松

周女士因为股骨颈骨折住进了医院。躺在病床上的周女士痛苦不已，她怎么都没有想到，导致自己骨折的原因竟然是她从来都没有在意过的骨质疏松。

一天张女士在弯腰拿东西的时候，突然感觉腰部剧烈的疼痛，而且休息后疼痛并无好转。到医院后通过 X 线摄影检查，发现腰椎出现了骨折的现象。而导致骨折的原因是骨质疏松。

专家提示

张女士所患的骨质疏松危害非常大,除了发生骨折以外,还会产生其他的问题,比如肌肉萎缩。因为患了骨质疏松的人,活动量会减少,长期缺少锻炼会造成肌肉萎缩。另外,呼吸系统、循环系统也都会出现问题。比如,因为骨质疏松发生了骨折,骨折后就需要卧床休息,此时血液循环速度减慢,就可能出现血流滞缓形成血块,容易发生心肌梗死。老年人因为骨质疏松导致骨折以后,在一年之内死亡率高达 20%。

骨质疏松一般分三类:第一类是原发性骨质疏松。第二类是继发性骨质疏松,所谓继发性骨质疏松是继发于其他疾病而来的,比如糖尿病。患了糖尿病,会影响到骨代谢,出现骨质疏松,这就叫继发性骨质疏松。第三类比较特殊,它来源于遗传或者是毫无原因,不是因为其他疾病,这类的骨质疏松称为特发性骨质疏松。

* 骨质疏松是骨代谢性疾病

骨质疏松,顾名思义骨头里面松了,变得糟了,有点儿像朽木一样不结实。按照世界卫生组织的定义,骨质疏松是一种全身性的骨代谢性疾病,主要问题是骨矿物质的含量减少,骨组织的微结构退化、被破坏,骨小梁变薄,横向联合消失,骨骼的脆性增加,导致骨折的风险增加。

* 骨质疏松的发病机理

在骨骼当中,有一些组成网状连接的结构叫骨小梁。骨小梁大致可以分成两个方向,一是纵向的,另一个是横向的。当骨质疏松发生以后，所有的纵向骨小梁和横向骨小梁都会变细，变得比较稀疏，甚至有的部位出现断裂。从力学角度上来说，断裂的骨小梁就不能够很好地承受力量。

* 雌激素水平下降易导致骨质疏松

王女士60多岁，40岁的时候做过卵巢切除手术，但是手术之后王女士并没有注意补充钙和激素，几年后查出患有骨质疏松。50岁的时候发生了腰椎骨折，腰部一直疼痛，后来发展到整个背部疼痛，出现了脊柱弯曲等现象。这给她的生活带来了很大的痛苦。既然是雌激素水平降低导致的，是否补充雌激素就能够缓解骨质疏松呢？

专家提示

钙流失一般从四五十岁以后开始，每天都要流失。但是，是可以通过饮食补充回来的。特别是女性到了更年期以后，因为雌激素水平下降，会导致骨流失加速。更年期的女性雌激素水平大量下降，会出现一系列症状。实际上，更年期雌激素导致骨的丢失需要三五年的时间，是不是要采用人为的力量去干预它，就要因人而异。如需补充雌激素，建议大家谨遵医生的指导，清楚每天的剂量、服用的期限及在什么情况下可以继续服用。

* 导致骨质疏松的原因

（1）减肥。减肥的时候，摄入的热量，包括各种营养可能都会减少，适当减少饮食是可以的，如果减得很厉害，营养摄入得不充分，可能会导致骨质疏松。

（2）日照不足。日照不足的人，比如说经常在地下

女性更年期时由于雌激素的变化，极易引起骨质疏松，可在医生的指导下适当服用激素类药物，来减少骨骼中钙的流失，防止骨质疏松的发生。

室里长时间地工作，或者是住在缺少阳光的地方，这些人需要警惕发生骨质疏松的可能。

（3）年龄。造成骨质疏松的原因还有年龄因素，随着年龄的增长，骨量丢失越来越严重，而且活动也相对年轻人有所减少，这样也可能造成骨质疏松。

（4）其他。还有一些疾病也可以导致骨质疏松，如糖尿病、甲状腺疾病等。另外，如果患有一些疾病，医生必须用糖皮质激素、盐皮质激素治疗，激素治疗后也可能导致骨质疏松。

骨质疏松除了由女性更年期雌激素变化引起之外，年龄增长也是重要原因，另外糖尿病、甲状腺疾病，一些激素类的药物也容易引起骨质疏松。

* 哪些做法容易加重骨质疏松

骨质疏松，特别是严重骨质疏松的患者，在喝饮料的时候需要注意。因为软饮料和咖啡里面含有咖啡因，对钙的吸收不利。另外，软饮料里面含有大量的磷，摄入过多的磷，钙就会被排挤掉。钙、磷的比例适当时，吸收利用效果才会好。有骨质疏松的人，或者是有这种危险的人最好少喝一点软饮料和咖啡。

吸烟、大量饮酒对骨质疏松有影响。另外，像运动量很少、身体很瘦小、缺乏均衡的营养、缺乏室外活动也不利于预防骨质疏松。还要注意的是，如果以前发生过骨折的，特别是家里的父母曾经有过骨折历史的，这些人一定也要小心。

* 晚期骨质疏松症状多

骨质疏松是"寂静的杀手"，有些时候，在有些阶段，它是没有症状的，在初步丢失少量的钙的时候，也感觉不出来有什么异样。钙流失发展到了一定程度，比如说到五六十岁，尤其是男同志到七十岁以后，就会出现腰膝酸软、背痛、无力的症状，这就是典型的骨质疏松。

* 哪些食物可以补钙

李女士 30 岁，平时特别注意保养，她听说补钙的最佳时期是从 30 岁开始，而且补钙的最佳时间是每天的早晨和晚上。所以，李女士就准备了一些牛奶、虾皮等含钙量高的食物来补钙，每天早晚她都喝上一杯牛奶。而且晚上做饭的时候，她还经常在饭菜里放上一点虾皮来提高钙的含量。光是这样还不行，她还担心，这几样食物的钙质不容易被人体吸收，所以，还特意地准备了钙片，每天晚上吃上一粒。那么，她的这种做法是正确的吗？

专家提示

其实，通过正常的饮食，适当地喝一点牛奶就可以补充流失的钙了。显然，李女士这样的补钙方法有些多余。另外，一般人吸收过多的东西如果利用不充分的话，就会通过排泄系统排掉，补钙过量还有可能引发泌尿系统结石。

哪些食物可以有效地补钙呢？因为牛奶里含有的钙和蛋白结合的比例较好，特别有利于人体吸收，所以牛奶在补钙方面是最好的，但是早晨起来空腹喝牛奶并不好。除了牛奶以外，芝麻酱和海产品含钙量也比较高，可以多食用一些。此外，服用钙片也可以补钙。

人们日常生活中可选用牛奶、芝麻酱、海产品等含钙量高、钙质易被人体吸收的食物来补充钙质，预防骨质疏松的发生。

* 怎样合理补钙

张先生去年查出自己患有严重的骨质疏松，此后，他就下决心开始天天喝牛奶。但是他听说喝牛奶补钙也要分时间，那么到底什么时候喝牛奶补钙效果最好呢？

专家提示

人们在白天要吃三顿饭，这些饮食里面是含有钙质的，这些钙通过吸收就会进入到人体的血液中，这时不缺钙。但是到了晚上睡觉时，要经过六七个小时没有钙的补充。血液里的钙缺少时，人体内的一种激素就会动员骨头里的钙回到血液里面，来保证血钙的平衡。晚上在临睡前喝一杯牛奶，能保证血钙不至于缺乏，同时保证骨头里的钙不被转移。所以晚上喝牛奶补钙效果最好。

除了喝牛奶补钙外，我们皮肤组织中有很多胆固醇，太阳一晒就会变成维生素 D，促进肠道的吸收，可以让骨头更好地利用钙，所以补完钙再晒太阳是非常好的，但晒太阳要适量。另外，晒太阳是通过阳光里的紫外线发生作用的，尽量不要隔着玻璃，暴露皮肤晒效果更好。

预防骨质疏松补钙很重要。为了强壮骨骼，我们应该从儿童时期就开始补钙，而一天中补钙效果最好的时候是晚上；另外，牛奶的钙和蛋白结合的比例是最好的，特别利于人体吸收，所以最佳的补钙食物是牛奶。

* 骨密度检查很关键

如果一旦有骨质疏松的高危因素，应该到正规的医院做一下骨密度检查。在做骨密度检查的时候，躺在骨密度床上，机器会自行转动，大约 10 分钟骨密度测定结果就出来了。骨密度（BMD）测定 SD 代表正常年青人平均峰值骨密度的标准值 1 个标准差，即 1SD。按照世界卫生组织的标准，如果比年轻人的峰值骨量低 2.5 个 SD，就可以诊断为骨质疏松了。一般一年测一次骨密度就可以了。

为了防止骨质疏松，建议去正规医院做骨密度检查，如果比年轻人的峰值骨量低 2.5 个 SD，就可以诊断为骨质疏松。

* 骨质疏松小常识

提问 1：把虾米皮放豆浆中食用好吗？

治疗骨质疏松的时候，会用到选择性雌激素受体调节剂，这种药跟植物雌激素很像，虾米皮里含的钙质比较高，豆浆里含有植物雌激素。所以豆浆里面加虾米皮，是没有问题的。

提问 2：每个人都需要吃钙片吗？

青壮年的女性、70 岁以上女性和 60 岁以前的男性，通过合理饮食来补钙就可以了。但是对于更年期的女性，就需要服用钙片来补钙。如果是 30 多岁的女性，患有妇科病，做过一些妇科的手术，也需适当地服用钙片。

* 骨质疏松的预防

运动是预防骨质疏松的好方法。人体在运动的时候，肌肉、骨骼都会变得强壮。特别是骨质疏松的人，如果能够适当运动的话，会减少骨折的发生率。有人统计，通过运动，可以减少 25% 摔倒的概率。如果摔倒的次数少了，那么骨折的危险就少了。运动以后，身体会变得灵活，比较柔韧，从而减少摔倒带来的伤害。另外，运动还可以促进骨细胞的生长。所以适当运动可以预防骨质疏松。

运动的方式、地点、时间的选择都很重要，同时运动一定要循序渐进，过度和不当的运动都不利于改善骨质疏松，而游泳对改善骨质疏松来说，并不是特别好的运动方式。

第五章

拯救脆弱的骨骼

讲解人：贺良

北京大学第四临床医学院北京积水潭医院副院长、创伤骨科
主任医师

* 老年人骨折危害有多大？

* 骨折为何易盯上老年人？

* 哪些方法可以减少骨折发生？

* 摔倒之后应该怎样处理？

* 如何强健骨骼预防骨折？

骨折现象频发，成为威胁老年人健康的一大杀手，有人统计，老年人骨折之后的一年之内，有20%的人离世。防止骨折发生，到底应该怎样让肌肉充满力量？北京大学第四临床医学院北京积水潭医院副院长、创伤骨科主任医师贺良为您答疑解惑。

* 老年人骨折危害大

老年人发生骨折的时候往往都很严重，但其中造成后果最严重的骨折部位是髋部。髋部骨折发生以后，治疗的方法比较少，只有做手术。当然也有保守治疗，但是保守治疗效果不好，保守治疗会让患者卧床相当长的时间。还有一个比较严重的就是脊柱骨折，脊柱骨折也需要卧床，但是卧床的时间相对于髋部骨折来讲时间要短。

* 骨折易引发其他疾病

李女士 75 岁，一年前她在家中不慎摔倒，导致她的髋骨发生了骨折，在经过治疗后，李女士需要在家静养一段时间，由于身体不便于活动，她每天只能躺在床上。慢慢地她的胃口变得不好了，而且还经常咳嗽、呼吸困难，家人急忙把她送到了医院，医生通过检查后诊断，李女士由于长期卧床、缺少活动，已经患上了肺炎，而且消化系统也存在严重的问题。

专家提示

人的血液循环在卧床的时候是很缓慢的，如果再有一些基础疾病，比如患有糖尿病，血糖高时会侵蚀血管的内壁，导致血管内壁粗糙，当血流缓慢的时候就很容易在血管内壁上结成血块，形成血栓。血栓一旦脱落，就会产生脑梗塞、肺栓塞、心肌梗死等，一旦发生了栓塞，是致命的。有人统计，老年人骨折后一年之内，有 20% 的人会离世。另外，骨折以后除了这些严重的后果以外，生活上也很不方便。肌肉萎缩致残率也是很高的，危害极大。

* 骨折为何容易盯上老年人

老年人力量差，走路不稳，很容易被绊倒，另外老年人骨质抵抗外力的能力下降，都易导致骨折。因为骨折的发生，是由自身的强壮情况和摔倒时的力量情况决定的。当摔倒的力量和身体对抗的时候，如果身体抵抗不了摔倒的力量，就会产生骨折。老年人有很多是存在骨质疏松的，骨质疏松后摔倒就更容易发生骨折，这也是一个很重要的因素。

老年人发生骨折除了带来许多痛苦，也会由于长期不能活动从而引发其他疾病，威胁老年人的生命，所以老年人要时刻警惕摔倒、防止骨折。

* 骨裂同样是骨折

李女士 67 岁，四个月前她下楼买菜，没留神突然踩空，把脚崴了一下，剧烈的疼痛让李女士难以忍受。在家人的陪同下李女士来到了医院，经过 X 线摄影检查之后医生诊断，李女士的踝骨骨折。可是她怎么也想不明白，只是崴了一下脚怎么就骨折了呢？医生为她做了一个骨密度测试，测试的结果显示李女士比自己同年龄段骨密度标准值低了 2 点多。这就表示她存在严重的骨质疏松。

专家提示

李女士的情况属于骨裂，即在骨头上出现裂缝。实际上骨折是裂了缝以后又错开，但是它们同属于骨折，严重程度是一样的，只不过在治疗恢复的时候有一定的差别。骨折后，为了促进恢复可以适当补充一点钙和维生素 D，因为骨折修复是需要这些原料的。若患者打石膏，一般持续一个月的时间，在这一个月的时间内除了石膏固定的部位不能动以外，其他的部位，即石膏没有固定的部位应该经常活动，促进血液循环，可以恢复得比较快。另外，去掉石膏以后，就要做康复性的活动。

* 哪些方法能减少骨折发生

在摔倒的过程中，怎么去尽量减缓伤害的严重性呢？有三点：第一点是在摔倒过程中尽量把重心降低。因为重心越高摔得越狠，危害性就越大。第二点是尽量利用身体的关节来缓冲速度和压力，即从高处往下蹦的时候，要有一个膝盖往下弯曲的动作，若是直腿动作可能是动不了的，这个压力很人，要利用关节来保护。第三点是尽量用身体的大面积去接触地面。也就是说，尽量避免小面积去接触地面，尽量侧腿、前膝去着地，然后用肘，

老年人由于行动不灵活和骨质疏松，易发生骨折，当发生骨折后要适当地补充钙质和维生素 D 以促进骨骼恢复，在康复期间可以循序渐进地做一些适当的运动，这样有利于骨折部位恢复。

老年人适当地运动可增加肌肉力量和关节的柔韧度，这样能够减少摔倒的概率，在老年人摔倒时可尽量降低重心、利用身体的关节来缓冲速度和压力，并尽量地用身体的大面积肌肉去接触地面，这样可以有效地减少骨折的发生。

老年人由于骨质疏松，所以在活动时尽量保持适当角度和放慢活动速度，避免大强度冲击，这样可以有效减少老年人因骨质疏松造成骨折。

当发生摔倒或者扭伤时，要尽量地在原地先判断自己的伤势是否严重，不要急于行动，待明确伤势的严重性后立即到医院进行检查，在回家后不能热敷和按揉伤处，可以适当冷敷伤处以缓解疼痛。

身体大面积着地。当然，因为老年人摔倒通常都是意外，这时候可能想不到用这些方法来缓解，但是尽量在行走过程中把速度减慢，千万不要着急，因为动作越快，意识越跟不上。

坐公共汽车，颠得很厉害，如果坐在后排座的话，遇到一个坎儿颠起来，经常是导致老年人腰椎骨折的一个原因。所以在坐公交车的时候尽量往前坐，颠簸会比较小。老年人应避免剧烈运动，防止骨折。

＊摔倒之后应该怎样处理

老年人一旦摔倒了，不要着急，不要马上起来。一旦发生了摔伤，要静一静，先做一个自我检查，看看哪儿疼，哪儿不能动。如果觉得都能动，感觉还可以，再慢慢地起来。损伤发生以后，局部有点儿肿，也可能是骨折，不要揉、不要用热的东西敷，因为损伤以后，虽然表面是肿了，但是里面有很多小的血管破裂了，热敷后这些破裂的血管就会继续扩张。

＊如何强健骨骼

有骨质疏松，又发生了骨折，可以适当地补充钙质和维生素D。如果没有骨质疏松，就发生了很严重的骨折，那么均衡饮食就可以了。另外，有些运动，像爬山或者是跳远、跳绳，类似于这样的运动，是对骨冲击力比较强的运动，有益于强健骨骼。比如长跑、太极，这些力学的刺激可以传达到骨，使骨变得强壮。但是有一些运动对骨的刺激作用是非常弱的，比如游泳。在运动的时候一定要找光线好的、地面平整的场所。推荐大家，特别是中老年朋友打太极拳，既对骨有冲击，又增强平衡感，是不错的运动方式。

第六章

"颈椎告急" 治疗莫迟疑

讲解人：刘晓光

北京大学第三医院科研院长、主任医师

* 你知道颈椎病的症状吗？

* 颈椎病分几种？

* 治疗颈椎病有哪些误区？

为什么常见的颈椎病会有重大隐患？推拿针灸是否真的能治疗颈椎病？北京大学第三医院科研院长、主任医师刘晓光，教您走出颈椎病的误区。

* 认识颈椎病

颈椎从上到下有 7 节，每一节都有相应的神经根，椎管里面有走行的脊髓，在关节横突的两侧，还有伴行的椎动脉。当椎间盘出现退变的时候，引起周围的脊髓神经根或者椎动脉受压，产生相应的临床症状的时候，就会出现颈椎病。据统计颈椎病的发病率，正常人每 7 个人当中有 1 个人就可能发病。颈椎病如果不及早治疗，严重者会压迫到脊髓，产生上肢、下肢的症状，如麻、疼，甚至瘫痪，给自己和家庭带来严重的负担。颈椎虽短，但是关系重大，一定要警惕病变信号。

* 颈椎病症状大盘点

颈椎病的症状有很多，首先出现的是颈部的僵硬不适，进一步发展会出现颈椎甚至到肩部的疼痛，如果侵犯到神经，神经根受压，会出现从肩到上肢，甚至到手的麻木疼痛，如果进一步压迫到脊髓，会出现下肢的麻木、无力，走路像踩棉花，胸部出现束带感。

在颈椎退行性病变中，会存在颈椎不稳的症状，会刺激到颈椎周围走行的交感神经，产生交感神经的症状，比如眩晕，特别是在头部转动的时候，还有人会出现颈部到头部的疼痛，另外一些人会出现耳鸣、心慌，甚至眼花、眼前发黑等表现。

* 不同类型的颈椎病表现各有特点

由于颈椎病根据受累的部位和节段的不同，会出现不同的症状，因此又会产生几种常见的颈椎病的分型。

首先是最常见的，也是临床上大多数患者出现的，叫作神经根型颈椎病。神经根型颈椎病，就是退变的间盘或者骨刺影响到从每一个椎间口内发出的神经根，神经根主要支配上肢，因此，疼痛会串到上肢，麻木甚至手指无力，这是最典型的神经根型颈椎病的症状。

其次是脊髓型颈椎病。脊髓型颈椎病是因为间盘突出或者骨刺向后方压迫到椎管内走行的脊髓。这是最严重的一种类型的颈椎病，因为它可以产生上下肢麻木无力、走路不稳等相应的症状，严重者会出现大小便功能障碍，甚至会出现四肢瘫痪。

再次是交感型颈椎病。交感神经是自主调节人的血压、呼吸、内脏功能的神经，分布在颈椎的两侧，一旦交感神经受到影响以后，就会出现头痛、头晕、眼花、耳鸣等症状。

最后是椎动脉型颈椎病。椎动脉型颈椎病，是指椎动脉受到一定的压迫，当出现一些特殊的体位，比如转头的时候，会影响到它进一步血液供应，就会出现椎动脉缺血的症状，可能引发猝倒。

通常最常见的是神经根型颈椎病，但是也会有几型混杂在一起的情况。之前所述的四型中的任何两型，同时在一个患者身上出现的时候，就把它定义为混合型颈椎病。

* 骨刺、增生不一定是颈椎病

骨刺、增生不一定是颈椎病。因为颈椎病发生是从椎间盘退变开始的，到相邻的小关节发生一些继发的退变。从 30 岁以后颈椎就开始逐步地退变，这些退变就像人老要长皱纹一样，它不一定是病。只有退变的椎间盘，或者骨刺、增生影响到了周围的脊髓神经根或者血管。也就是说，通常患者出现症状，医生查体以后，有相应的神经血管受累的体征，同时又和做的 X 线摄影、核磁共振等检查三者相符合的时候，才能够定义患者患有颈椎病。而不是单纯片子上出现了骨刺、增生就有颈椎病，或者只有脖子痛的症状，就是颈椎病。

* 颈椎病的治疗

按摩是颈椎病的保守疗法。按摩可以缓解肌肉的紧张痉挛，消除局部的炎症，但并不是每种类型的颈椎病都可以按摩，有些类型的颈椎病严禁按摩，否则后果不堪设想。脊髓型颈椎病是不能做按摩的。因为脊髓在受压迫的情况下，如果按摩，很容易造成脊髓的急性损伤。医生每年都会遇到几例因为按摩导致的急性瘫痪的病例，所以脊髓型颈椎病是切忌按摩的。

按摩是颈椎病的保守疗法，但是脊髓型颈椎病是不能做按摩的。

颈椎病的自我按摩法：

（1）挤颈法：两手交叉放到枕后，在颈部两侧来回挤压颈部的肌肉。

（2）拔颈法：手掌托住下颌，向上缓慢地用力持续15～30秒，使颈椎在轴向上得到拉伸。

（3）捏颈法：手指搭在颈部的肌肉上，两侧从上向下，按摩颈部肌肉。

* 脊髓型颈椎病要尽早手术

如果医生确定患者为脊髓型颈椎病，要尽早手术。尽早手术有两个好处：第一是因为压迫的时间比较短、压迫比较轻，脊髓不会产生一些继发的改变。第二是因为压迫时间短、压迫比较轻，医生的操作会相对容易一些，风险也就降低了，大家对于瘫痪的顾虑也就减少了。其他类颈椎病如果通过保守治疗效果不好，或者已严重地影响生活、工作，也可以采用手术治疗。颈椎病手术的成功率很高，超过95%。

脊髓型颈椎病要尽早手术，颈椎病手术成功率超过了95%。

* 治疗颈椎病的误区

张先生最近被诊断患有颈椎病，大夫建议他最好手术，可是他听到手术就发怵，于是就四处寻医问药看有没有什么办法可以不用做手术就能把颈椎病治好。一天他在回家的路上，看到了一则小广告。推拿按摩包治颈椎病，而且价格便宜，立马见效。这些方法真的有效吗？

专家提示

手法按摩、牵引对于缓解一些颈椎病早期的症状是有好处的。不同的颈椎病，有不同的治疗方法。比如，神经根型颈椎病，或者交感型颈椎病，绝大多数采用保守治疗，包括药物、理疗、牵引、休息等一些方法。但是，如果确定是脊髓型颈椎病，特别是有严重的椎管狭窄，或者椎间盘已经严重压迫脊髓的时候，再盲目地采用一些按摩或者推拿，是有风险的，因为确诊脊髓型颈椎病，盲目去拨动或者强力地按摩，就如一个急性的颈椎外伤，对已经受压的脊髓造成损伤，出现四肢瘫痪。所以不同的方法能够治疗不同的颈椎病，但最关键是看患的是哪一种颈椎病。对小广告不要盲目轻信，应该到正规医院，经过合理诊断之后，听从医生的治疗建议。

按摩对颈椎病有效果，但是不能盲目按摩。不同的颈椎病有不同的治疗方法。脊髓型颈椎病不能按摩。

* 颈椎病治疗误区之小针刀

小针刀是在传统中医治疗理论基础上的一种微创的治疗方法。一些肌肉的劳损、腱鞘炎、滑膜炎等疾病，通过小针刀的确能够起到一些治疗作用，特别是对于颈椎病早期，颈椎局部不舒服也能起到一些作用。但是，如果出现了椎管内部脊髓的压迫，或者出现了神经根的压迫，小针刀就不再适合。

小针刀对于腱鞘炎、滑膜炎以及早期颈椎病可以起到一定的作用，但是，如果椎间盘已经压迫到脊髓或者神经根。小针刀就没有效果了。

第七章

"椎毁莫急"有妙方

讲解人：刘晓光

北京大学第三医院科研院长、主任医师

* 导致颈椎病的常见原因有哪些？
* 如何去挑选适合你的枕头？
* 预防颈椎病要如何锻炼？
* 生活中哪些活动有益颈椎？

每7个人中就有一个人患有颈椎病，我们该如何预防？颈椎病的预防办法层出不穷，我们该如何判断真伪？北京大学第三医院科研院长、主任医师刘晓光告诉您如何保护颈椎。

* 颈椎病常见的原因

小李是一名编辑，每天都会趴在桌前赶稿子，工作忙的时候，经常一趴就是10个小时。工作完之后，脖子又酸又疼，再加上空调凉风吹着。就这么日复一日，终于小李的脖子疼得都直不起来了。

专家提示

对于大部分白领来讲，最常见的导致颈椎病的原因就是长期地伏案，另外像吹空调、局部受凉都是最常见的诱发因素。

导致颈椎病常见的原因，有以下几个：第一个因素是年龄，因为颈椎病归根结底是一种退行性的改变，随着年龄的增加，椎间盘以及附属的关节韧带结构出现退变，逐步引起颈椎病。第二个因素是劳损，特别是长期伏案工作，经常会使颈椎处于屈曲的状态，时间久了以后，加重退变。第三个因素是头部的外伤，这种外伤并不是通常说的很严重的车祸伤，导致颈椎的骨折脱位，而是一些微小的创伤积累，比如像足球运动员，经常用头部去顶球，对颈部是有慢性损伤的。第四个因素是颈部的长期负重，通常与一些特殊职业有关，比如说用头部顶东西的人。第五个因素是寒冷刺激。第六个因素是先天发育异常，先天发育的颈椎结构有一些异常，也会导致颈椎病高发。

一些不正规的按摩，手法不对，对颈椎给予不恰当的搬动、扭动，会对颈椎造成一些微小的损伤，这种损伤积累以后，也会诱发或者加重颈椎病。

* 预防颈椎病要选对枕头

佟先生喜欢枕高枕头，但有时候一觉醒来就觉得脖子像被卡住一般，转都转不动。去医院一检查，竟然患上了颈椎病。于是佟先生推断，自己出现颈椎病或许就是枕头惹的祸。

专家提示

颈椎病和枕头的关系很密切，正常人每天有 6～8 个小时的睡眠时间，如果枕头选择不当，会导致颈椎不能处于很好的休息状态。老百姓说的"高枕无忧"并不适用于颈椎，因为过高的枕头，一躺下去与低头姿势无异，相当于伏案工作了 6～8 个小时。选择过高或者过低的枕头，都不适合。

合适的枕头躺下去以后，不论是仰着躺，还是侧着躺，头和身子基本都处在一个水平的位置，从而对颈椎有很好的保护作用，也会让我们的休息和睡眠更舒服。

我们不但要选择枕头的高矮，而且也要对枕头的材

选择枕头要根据自身的情况，躺下或侧卧的时候，头部和身体要基本保持水平状态，荞麦皮的枕头是预防颈椎病的首选。

料加以选择。荞麦皮的枕头是非常好的，因为它是可调的，所以当人躺下以后，从头到颈到肩就有一个坡度，有一个逐级的高度变化。

* 预防颈椎病之生活习惯

第一，坐的姿势要正确，不要在屈曲的时候再歪着头，这样是对颈椎的劳损。如果在伏案的时候，每隔半个小时起来休息一下，就能使颈椎获得放松。第二，看书或者看电视的时候，每30分钟抬起头向远处望一会儿，这样就能够把颈椎从屈曲的状态下，恢复到正常的生理曲度，能够使椎间盘还有小关节韧带肌肉都得到放松。另外最重要的，尤其是对青少年来讲，要改掉一些不良姿势。

* 预防颈椎病之锻炼

（1）韧带拉伸，锻炼颈椎：下巴尽量贴近前胸，保持3～5秒钟，然后再慢慢地向后仰，这样可以让颈椎的韧带得到舒展的牵拉，维持它的弹性和张力。

（2）头手对抗，保护颈椎：把双手交叉放在枕后，头向后用力，手向前用力，通过这个动作，可以使颈后部的肌肉得到锻炼，一天可以做两次，每次做20～30个，每个维持5～10秒钟。

* 生活中哪些活动有益颈椎

放风筝是保护颈椎首选的活动，特别是老年人。因为放风筝首先要到室外，户外环境会给人带来好的心情。在放风筝的过程中，又使颈部能够做一些很舒缓的后伸动作，所以对颈椎、对身体、对心情都是有好处的。

对于经常伏案工作的人，可以选择三种锻炼方法来预防颈椎病。方法一：颈部韧带锻炼，将下巴使劲靠近前胸，保持5秒，然后缓慢向后仰；方法二：双手交叉放于脑后，做头手对抗，每天两次，每次做30下；方法三："米"字操锻炼，通过脖子的转动，来写一个"米"字，每天坚持做也可以缓解颈椎不适，但是已经确诊脊髓型颈椎病的患者不适合做以上动作。

保护颈椎,做仰卧起坐方法要得当。仰卧起坐,在做的时候有两种姿势,一种是把手放在胸前或者放在身体的两侧,还有一种是把手放在头后,能够做的幅度更大。如果只是把手放在头部的两侧,不加施力,是值得推荐的。因为这样会让腹肌增加一些负荷和难度,但是,如果用手去扳头,外力造成颈椎的屈曲,这对颈椎没有益处,所以做仰卧起坐时,用力去扳头是不提倡的。

第八章

练出来的好腰杆

讲解人：刘晓光

北京大学第三医院科研院长、主任医师

* 腰椎间盘突出有什么早期症状？

* 如何辨别腰椎病引发的腰腿疼？

* 怎样搬重物不会造成腰椎损伤？

* 哪些方法能预防腰椎病？

　　腰椎间盘突出，如何发现早期信号？有哪些方法可以让我们轻松远离腰椎病困扰？北京大学第三医院科研院长、主任医师刘晓光教您正确保护腰椎。

* 腰椎间盘突出的早期症状

　　常见的腰椎病包括腰椎间盘突出、腰椎椎管狭窄症、腰椎滑脱，以及一些腰椎的慢性劳损、腰扭伤等。腰椎间盘突出或者椎管狭窄最常见的症状有以下几种：

　　第一是腰痛。腰痛既可以来源于人体后面的韧带、肌肉、小关节，也可以来自于前方的椎间盘退变，出现这些疼痛就表示腰椎出现了退变，在一般情况下能够耐受，甚至躺下休息，可以得到一定缓解，这是通常说的腰痛。

　　第二是下肢的放射痛。在神经根受到压迫的时候，大多数患者会出现从腰部到臀部，到大腿的后外侧及至小腿，甚至到足的一种串电式的疼痛，而且会因为身体姿势的改变出现或者消失。

第三是间歇性跛行，即走路的时候，走个三五分钟，或者走三五百米，就会出现腰部、大腿、小腿的一种酸痛麻木，使人不能再走，必须要停下来站一会儿，或者蹲下来休息一会儿再走。这种情况最常见于多个节段的椎间盘突出，或者小关节增生引起的腰椎管狭窄症。

其他还有一些症状，比如下肢出现麻木，甚至发凉，这些感觉都是腰椎病一些最常见的表现。特别要注意的是，一定要把患者做体检的时候出现的症状以及影像学表现结合起来，才能够确定是不是患有腰椎间盘突出，或者腰椎椎管狭窄。排除这些之外，可能这种腰痛，仅仅只是一种慢性腰肌劳损。

* 如何辨别腰椎病引发的腰腿疼

谭女士 58 岁，最近总觉得自己的双腿时不时地疼痛，有时候上下楼梯都很费劲。她自己觉得可能是人老腿先老，以为是退行性关节炎，也没在意，于是就一直拖着。结果不久后，她的腿开始发麻，连路都走不了了。去医院一检查，竟然是腰椎椎管狭窄压迫神经导致的。

专家提示

如何区分膝关节的疾患和腰椎病？腰椎椎管狭窄，是既有腰痛，又有腿痛，而且呈放射性出现。而膝关节的疼痛，往往只集中于膝关节的周围，另外它很少伴有麻木的症状。所以通过这些简单的症状，患者自己就能够加以区分。但是最科学的方法还需到医院去，由专业的医生给患者做出准确的诊断。

什么原因会引起腰椎间盘突出或者腰椎椎管狭窄？最主要的是腰椎的姿势不当，像现在年轻人经常伏案，腰处于前屈的姿势，而且因为写字或者用电脑，往往又

腰椎病的常见症状是腰部的疼痛，另外还会有下肢的放射性疼痛，有些人还会出现间歇性跛行。

导致前屈姿势时两侧不平衡，这是最常见的因素。另外一个是突然的负重，在临床上有好多患者会告诉医生这样的病史：弯腰去搬东西后腰就不能动了。这是最常见的腰椎突然负重，在没有保护的情况下搬东西，另外搬东西的姿势不正确，所以引起了腰椎间盘突出。还有一个常见的因素，是腰部的外伤，是和职业相关的因素。此外，年轻人腹压增高，比如怀孕等，因为腹部的负荷增大，导致腰椎的负荷增大，容易发生椎间盘突出，甚至在椎间盘突出的时候，因为大力或剧烈咳嗽而使症状加重，这些都是腹压突然增高后容易出现的情况。

* 如何搬重物不伤腰

小刘在一家公司里做后勤服务，平时腰椎就不好，结果他弯腰搬东西的时候，突然觉得自己的腰像被卡住了一样，不能动，只要一动就疼。第二天，疼痛不仅没有消失，还变得更加严重了。于是他赶紧去了医院。结果检查之后发现他出现了严重的腰椎间盘突出，一次很常见的意外，怎么会这么严重呢？

专家提示

这是临床上非常常见的一类，因为搬重物姿势不对，导致的急性的腰椎损伤或者腰椎间盘突出。在搬重物的时候，应该先蹲下身来，使重心稳定，然后再用力搬举。这样才会有效避免因为姿势不正确导致腰椎损伤。

* 预防腰椎病的方法

（1）倒走。倒走可预防腰椎病。倒着走的时候往往身体不由自主就要挺直，而这种挺直就像给腰部戴个围腰，不由自主地要收腹，收腹以后腰椎的稳定性得到了保护。

（2）陆地蛙泳。在床上或垫子上模拟游蛙泳的姿势。游泳时的关节活动，是一种非负重情况下的运动，对保护关节软骨都是很有帮助的。

（3）"小燕飞"。俯卧做头、腿同时抬起的动作。要领是膝盖不要弯，同时挺胸抬腿坚持5秒，然后重复。

（4）五点支撑法。可锻炼腰背肌，保护腰椎。五点支撑是仰卧后，头、双肘、双脚支撑，将身体抬离地面。同样起到锻炼腰背肌的作用，更适合于老年人。

"小燕飞"适用于腰背肌力量比较好的人，要领是俯卧，双手向后伸，膝盖不要弯曲，同时将头和腿向上抬，坚持5秒，然后重复几次，可以有效预防腰椎疾病。

"小燕飞"和五点支撑法对锻炼腰椎都十分有效，而且方便易学。"小燕飞"每天可以做2次，每次10组左右。五点支撑法可以根据自身情况调整次数，锻炼到微微出汗即可。

第九章

识破 "寂静的杀手"

讲解人：王以朋

中国医学科学院北京协和医院副院长、骨科主任医师

* 浓茶、咖啡、碳酸饮料影响钙吸收吗？
* 均衡饮食可满足每天所需的钙量吗？
* 怎样通过正确补钙来延缓骨质疏松？

骨质疏松被称为"寂静的杀手"，常在不知不觉中出现。治疗骨质疏松需要补钙，但单纯的补钙却并不能阻止它的发生。骨质疏松究竟应该如何预防？中国医学科学院北京协和医院副院长、骨科主任医师王以朋帮您识破"寂静的杀手"。

* 骨质疏松的症状

处于更年期的王女士，最近经常感觉到腰疼，原本腰就不太好的她，本以为是腰椎的问题，可她又听朋友说这是骨质疏松，这让王女士感到非常疑惑。

专家提示

骨质疏松的典型症状有骨痛、身高变矮，甚至是骨折。骨痛通常发生在脊背部，并且夜间发生的可能性比白天大。

骨痛是骨质疏松患者经历的说不清楚的一种疼痛，最重要的就是脊背部的疼痛，疼痛发生在夜间的可能性比在白天要大，多数的疼痛位置不固定，程度能够从轻到重，以致完全影响一个人的活动。这种疼痛是骨质疏松最早出现的症状。在人大概 60 多岁的时候身高会逐渐

变矮，有一部分是由骨质疏松造成的。骨质疏松导致的骨折，是在一个非常特殊的情况下发生的，许多患者会说，自己没有去做什么事情，也没有做什么特别的锻炼，骨折就发生了。

* 浓茶、咖啡、碳酸饮料会阻止钙的吸收

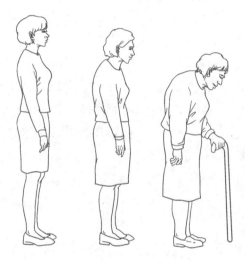

浓茶、咖啡、碳酸饮料都会阻止肾脏对钙剂的重新吸收。钙剂口服进去，然后经过肠道的吸收，在血液中循环，沉积在身体需要钙的部位。对于年轻人来说，正常饮食、正常活动，就能使骨质保持一定的量，饮用一些碳酸饮料，问题不大，但是饮用过多的碳酸饮料，其会阻止肾脏对钙剂的吸收，如果用碳酸饮料替代水，就可能会在老年以后出现缺钙的问题。

浓茶、咖啡和碳酸饮料会阻止肾脏对钙剂的吸收，因此，除了保持正常的饮食和运动外，在饮用浓茶、咖啡和碳酸饮料时，一定要适量。

* 骨质疏松产生的过程

人体的骨骼中有两种细胞，一种细胞叫作成骨细胞，这种成骨细胞，它起到把钙剂补到骨头上的作用。另一种细胞叫破骨细胞，它的作用是把钙剂从骨头上慢慢地刷下来。这两种细胞都是人体自身合成。

任何一个人到老年的时候，都可能会发生骨质疏松，

骨质疏松是一种退行性病变，人体中含有成骨细胞和破骨细胞，如果破骨细胞的功能高于成骨细胞时，就会出现骨质疏松。但是，可以通过合理的锻炼和饮食延缓骨质疏松的发生。

只是有的人由于年轻的时候加强锻炼、补充营养，骨的总量比同龄人多一些。这些人的骨质就会疏松得慢一点，强度下降得慢一点。

* 均衡饮食可满足每天所需钙量

一般来说，女性的绝经期是在 50 岁到 55 岁之间。女性由于一些疾病或者身体原因，绝经期可能会提前，绝经之后雌激素的改变，引起整体激素的改变。骨质疏松就慢慢地出现了。随着年龄的增加，骨量大概每一年丢失 1%，如果共有 100% 的骨量，从 50 岁丢起的话，到 80 岁丢 30%。有人会认为丢了 30%，还有 70%，足以支撑，但是实际上丢了 30%，危险就相应增加很多。如果做到平衡饮食，实际上人是不缺钙的。按道理来讲，现在的健康指南要求每天摄入 1200 毫克的钙，即三餐里要含有 1200 毫克的钙。如果饮食这方面不够，可能就要额外补充钙。

* 正确补钙可以延缓骨质疏松

今年已满 20 岁的张女士，自从听说了骨质疏松的危害以后，就每天坚持喝牛奶吃钙片，那么，她这种方法到底能不能预防骨质疏松的出现呢？

专家提示

骨质疏松的预防分为三级。一级预防是还没出现骨质疏松前，就开始预防骨质疏松的发生。二级预防是发生了骨质疏松，防止骨质疏松加重。三级预防是已经患有骨质疏松的时候，治疗骨质疏松。

从目前营养状态来看，正常的饮食结构、正常的活动、晒太阳，对一级预防来说基本上就足够了。

孩子的发育期可以正确地用牛奶等高钙的食物，因为孩子的发育期骨骼在生长，需要比成年人获得更多的钙的支持。所以在小孩长身体的时候不偏食最重要。对于成年人来说，正常的饮食就足够了。

钙片可以作为治疗骨质疏松和预防骨质疏松的基础用药。如果没有骨质疏松的时候，适当地吃一些钙片是对骨骼有益的。如果补多了，它就需要经过肾脏排泄。肾脏里原来就有一个很小的吸附体，如果钙在肾脏中排泄的速度比较慢，肾脏酸碱度又比较适合这些钙，就如贝壳里面放进一粒沙子，会慢慢变成珍珠，可能慢慢钙就在肾脏内吸附，变成肾脏的结石。

钙从肠道到血液里需要有一个助手的帮助，即维生素D。维生素D有两种，一种是活性维生素D，另一种是普通维生素D。维生素D的作用是帮助钙通过肠道壁进入到血液里，所以维生素D的存在是补钙最大的前提。如果由于年龄的原因，身体内不再生成足够量的活性维生素D，这时只是补充钙，没有维生素D的帮助，钙吃进去就会白白流失，不能够被身体利用。

骨质疏松的预防分为三级，在未出现骨质疏松的一级预防里，我们只要保证均衡的饮食就足够了。在已经出现骨质疏松的二级预防里，及时补充钙和维生素D，可以减缓骨量的流失。

第十章

告别下腰痛

讲解人：王以朋
中国医学科学院北京协和医院副院长、骨科主任医师

* 下腰痛与腰椎间盘突出有什么区别？

* 如何调节背部肌肉的平衡？

* 预防下腰痛需要注意哪些生活细节？

　　小窍门教您正确分辨腰疼的原因。缓解下腰痛，您是否已经走入了误区？告别下腰痛，究竟应该注意哪些生活小细节？中国医学科学院北京协和医院副院长、骨科主任医师王以朋带您告别下腰痛。

* 下腰痛与腰椎间盘突出的区别

　　老张最近总是腰疼，尤其是久坐之后站起来，腰就很不舒服，他以为自己患了腰椎间盘突出，然而X线摄影结果却显示他的腰椎并未出现病变。

专家提示

　　下腰痛大概在每个人身上都发生过，但是这种发生并非是患病的表现。下腰包括脊柱的下段、骨盆的上段，还包括臀部后边的一部分，这部分整体称为下腰。

　　腰疼并不一定就是腰椎间盘突出。一般来说，如果疼痛发生在腰部、臀部，有的时候发生在大腿的两侧偏后边一点，当疼痛不超过膝关节时，即可认为大部分是肌肉、

腰疼并不一定就是腰椎间盘突出，而是要区别是否出现了神经的压迫，如果疼痛在膝关节以上，大部分是肌肉、韧带或浅神经的问题，如果疼痛一直放射到膝关节以下，则有可能是神经受到了伤害，很可能患上了腰椎间盘突出。

韧带或者是浅神经的问题。但如果是腰痛伴随臀区疼痛，一直放射到小腿，甚至放射到脚上，这时候神经可能受到了伤害。

*腰疼不同治疗方法也不同

自从王女士由于骨质疏松导致腰疼之后她就经常进行锻炼，而且每天都要锻炼半个小时，而老张在出现腰疼之后却选择了休息，那么他们俩究竟谁的方法是最正确的?

专家提示

对于急性腰痛的患者，运动对其来说是困难的，这种情况就要通过休息、理疗、适当的药物治疗，使疼痛逐渐地减轻，急性腰痛的患者一定要休息。

还有一类患者的腰痛不影响日常生活和工作，只是在某一种特定的条件下才出现疼痛，比如有一些老年人，或者有一些腰背本就不健康的中年人，在洗碗的时候、扫地的时候可能会出现不能持久弯腰的状态。这些疼痛在日常生活中是司空见惯的，实际上它包含在下腰痛范围之内，且不一定都是非常剧烈的疼痛。这类情况的患者就可以适当运动。

*合适的鞋跟能够调节背部肌肉的平衡

女性穿高跟鞋，由于足跟的提高，大腿、小腿后侧肌肉的张力提高，肌肉得不到放松。足跟若提高了，骨盆就会前倾，腰前突就会加大，这样的姿势会把女性的形体美展现出来，但是如果长期穿高跟鞋，而且长时间不放松，肌肉的张力会发生改变。实际上好多颈部、腰过高的鞋跟会造成身体肌肉张力的改变，因此，长时间穿着站立时，应注意一段时间后活动一会儿。对于正常人来说，鞋跟不超过2.5厘米，对身体肌肉的平衡是比较合适的。

部的疼痛，是由于长期保持一个姿势，而且在一段时间内不改变体位造成的肌肉长度固定，逐渐产生痉挛，从而造成疼痛。

平底鞋对于正常人来说是比较合适的，它使得我们肢体前倾后倾时肌肉平衡，背部能够做到很好的肌肉平衡调节。完全平底的布鞋，穿起来觉得舒服，但是要走远路的时候，由于没有拱面，脚的弹性会受一些影响，久而久之也会引起腿部肌肉的疲劳。

＊预防下腰痛的生活细节

捡东西、搬重物时，应先蹲下来，这样才能缓解腰部肌肉的负荷，降低发生腰部扭伤的概率。

有腰部肌肉问题的人群，在捡东西、搬重物的时候，一定要采用先蹲下来，然后逐渐抬起的方式，而不要认为东西小，随便弯一下腰就可以把它拿走。在腿伸直时弯腰下去再起来的过程，整个力臂全部集中在腰部的肌肉上，这样腰部的肌肉就容易产生损伤，引起下腰疼痛。

第十一章

小关节 大学问

讲解人：王以朋
中国医学科学院北京协和医院副院长，骨科主任医师

* 骨刺会导致关节疼痛吗？

* 爬山对关节的损害最大吗？

* 骨性关节炎如何保守治疗？

令人困扰的骨刺，究竟会不会导致关节的疼痛？为什么上山、下山的运动会对关节造成损伤？支撑我们走路的膝关节究竟应该如何保护？中国医学科学院北京协和医院副院长、骨科主任医师王以朋为您解答。

* 了解骨性关节炎

骨性关节炎是中老年人最常见的关节疾病，在全部疾病中女性患病率排第四位，男性排第八位。

正常的关节里是有一层软骨的，但到一定年龄之后软骨逐渐地变薄、破损，就出现了关节炎，所以它也是在一个人正常的生命进程中到某一特定时期发生的一种疾病。

* 骨刺并不会导致关节的疼痛

70多岁的于女士，最近总是觉得腿疼，到医院做X线摄影检查，结果显示，她右腿的膝关节长了骨刺，难道这就是导致她腿疼的原因吗？

骨刺长出来，长多长都不会产生疼痛。关节表面披覆着一层软骨，软骨自身会产生代谢，软骨中没有血管，它是通过关节里的液体来吸收营养。到了一定年龄之后，关节里的液体逐渐减少，滑膜分泌和吸收关节液的速度和循环次数也变少了，所以软骨就逐渐地老化。关节软骨如果高度损失了，出现间隙的改变，关节就变得不太稳定，因为关节是靠韧带和肌肉联合在一起的，若一边韧带松了，而一边韧带紧，在活动的时候不加小心的话，就会产生疼痛，这些疼痛是由韧带的负荷不平衡造成的，而不是骨头磨骨头造成的疼痛。

关节中的骨刺并不会引起疼痛，而是因为关节软骨磨损后，关节间隙出现改变，稳定性变差，才造成了关节的疼痛。

* 下山对关节的损害最大

下山的时候往往是用一种撞击的形式快步下，实际上这对老年人的关节损伤是最重的。因为上山的时候速度比较慢，是逐渐负荷到一个关节上，而下山的时候体重是整体负荷在一个关节上。

关节的周围有一套肌肉来保证它的运动。如果需要拿重物，伸直关节弯腰去拿和蹲下去拿，关节都要负荷一定的重量，但是蹲下去拿和弯腰去拿时力臂是不一样的，蹲下再站直，肌肉逐渐从弯曲情况下把关节伸直，在站起来的时候是有一个准备、一个力矩改变的，这样比直着弯腰对腰椎有益。

下山的运动对关节损伤最大，因为在下山时，体重会全部负荷在关节上，剧烈的撞击会损伤关节软骨。

* 骨性关节炎的发展过程

关节炎是一个渐进的过程。以膝关节为例，最开始在上下楼的时候觉得关节与以前有点不太一样，特别是在下楼的时候站不住，这是最早的一种关节炎的表现。这种表现往往出现在女性 50 岁左右、男性 60 岁左右时。出现这个问题最开始的时候可以自动恢复。恢复的原因第一是得到了休息，第二是膝盖里关节周围的结构还是可以实现自身平衡的，不需要药物的帮助，也不需要其他医疗的辅助，这是最早期的一种改变。

病程再往下一步，蹲下的时候会因为疼痛使膝关节不能够蹲到原来的程度。即使蹲下，如果没有借助外力也站不起来。这种情况就是疾病向前进展到中期时的表现。

晚期的时候关节已经产生了变形，当两条腿并拢时，中间可以放一个拳头，产生关节的内翻畸形。当关节产生畸形时，就到了关节炎的晚期。此时就需要用一些药物来止痛，或用一些手术来帮助克服疼痛。

* 骨性关节炎的保守治疗

自从出现腿痛之后，于女士就很少再运动了，只是偶尔在屋里散散步，腿痛严重地影响了她的正常生活。患了骨性关节炎到底应该休息还是应该坚持运动呢？

专家提示

在关节最疼的时候尽量减少运动。有些人认为越疼就要越活动，哪个地方疼就进行按摩，其实这是不科学的。在疼痛的时候要相对静止，减少活动，只完成室内的活动即可。要做一些适当的治疗，然后再慢慢地恢复，疼痛得到缓解后再运动。

现在医学上采用打入透明质酸钠的方法治疗骨性关节炎，它主要是向关节内注射润滑剂，同时透明质酸钠

骨性关节炎早期可以通过休息的方式自动修复，而到了中晚期时，则会产生关节的畸形，这就需要通过药物，甚至是手术来恢复关节的正常功能了。

关节润滑剂虽然能够起到润滑关节的作用，但是在注射时，有可能会引起关节的感染，因此，在关节疼痛时，可以采取相对静止的方式，来慢慢缓解疼痛。

含有一些营养软骨的成分，但是软骨本身的利用比较少，此时它就起到了润滑关节的作用。这种药主要适用于年龄大、关节分泌功能不健全的人群。它有一个比较大的缺点，需要用针打进去，而且一个疗程需要 4～5 天，且需要连续打四五周，这类有创的操作，如果在环境不好、注射不卫生的情况下，就可能引起关节的感染。

* 骨性关节炎的治疗方式

第一，减少体重，这是最关键的治疗方式。

第二，减少负重。

第三，适当休息。

关节省着用并不能阻止关节的退变，治疗关节炎的目的除了减轻疼痛外，还有改善和恢复关节的功能。

第十二章

被锁住的关节

讲解人：吕厚山、陈坚

吕厚山　曾任北京大学人民医院骨关节科主任、北京大学关
　　　　节病研究所所长

陈　坚　北京大学人民医院骨关节科主任医师

* 什么是骨性关节炎？

* 早期骨性关节炎如何治疗？

* 为什么骨性关节炎更青睐女性？

　　膝关节退行性病变，让很多老年人失去走路的权利，并且终日生活在疼痛中。有什么办法能让老年人僵硬疼痛的腿活动自如？曾任北京大学人民医院骨关节科主任、北京大学关节病研究所所长的吕厚山先生及北京大学人民医院骨关节科主任医师陈坚为您解答。

* 骨性关节炎是一种退行性病变

　　赵女士年轻时是一名模特，年近七旬的她外表显得很年轻，可是她的双腿却提前步入了老年。早在 2003 年，赵女士慢慢发现，自己走路的时候，双腿膝盖开始隐隐作痛，一天她在家里逗小狗玩的时候，一不小心膝盖扭了一下，赵女士顿时觉得膝关节就像被卡住了一般，只要一弯腿就会有疼痛，于是决定到医院去检查一下。接诊的医生看了拍摄的 X 线摄影结果之后，发现赵女士两条腿的膝关节出现了退行性病变，是典型的骨性关节炎。

骨性关节炎是指人随着年龄的老化，出现的退行性关节病，以膝关节为主。案例中的患者赵女士就是由于膝关节出现了骨质增生，在外力的作用下，导致一些骨刺掉落在关节腔里，卡住了关节，使得膝盖无法弯曲。很多老年人出现骨性关节炎从而引起腿疼。

关节镜是一种观察关节内部结构的棒状器械，直径只有4毫米，医生将细管插入关节内部，关节里面的结构会在监视器上一目了然。关节镜手术就是利用这个器械，对关节内部进行半月板修复、取走游离体、韧带重建等治疗。

专家提示

赵女士的检查结果显示，她关节里面长骨刺，出现骨质增生。在活动时骨刺断裂掉下，进入关节腔，导致膝盖无法弯曲。还有一些是关节内部产生的，就像长珍珠一样，形成游离体，医学上叫滑膜软骨瘤病，俗称关节鼠。这些都是引发疼痛的原因。

* 骨性关节炎的表现

骨性关节炎总体来说，会随着年龄的增长不断发展。病变可以分几期，早期时会感到关节不舒服，尤其是在上下楼、用力、蹲起的时候，关节会感到费力或者疼痛。

到了中期，此时虽然关节功能还可以，基本上能活动，但是会发生各种各样的症状。比如说关节会绞索、突然疼痛加重、肿胀，此时可能有滑膜炎和一些其他疾病的合并症。

到了晚期，腿会变形，出现O型腿、X型腿，走路会非常费力。

* 骨性关节炎早期微创治疗手段——关节镜

大家对胃镜比较熟悉，如果胃里疼痛、有不舒服的感觉，需要做胃镜检查，通过口腔把镜子放进去，观察胃里面的情况，还可以取一些组织做病理活检。关节镜道理是一样的，也是通过一个很小的镜子，但是关节跟外面是不相通的，需要做一个不到一厘米的小切口，把镜子放进去，既可以看清关节的病变，也可以进行多种治疗。

* 透明质酸钠应对早期骨性关节炎不治本

透明质酸钠是一种关节润滑液，它可以缓解疼痛，减少关节间的摩擦，这样能在一定程度上延缓关节的磨损。但是这仅适用于早期或中期的患者，而且在使用上一定要遵从医嘱，不能随便用药以避免因为过敏等造成严重后果。

* 为什么骨性关节炎更青睐女性

患骨性关节炎的概率，女性与男性相比，在 5∶1～6∶1。

第一个原因是女性蹲起的次数要比男性多。如蹲着洗衣服、择菜。

第二个原因是女性过了45岁，进入更年期、绝经期，这时候雌性激素下降，而雌性激素跟软骨的代谢是有关系的。

第三个原因是穿短裙、高跟鞋，加重关节的损伤。

这几个因素加在一起，所以女性患有骨性关节炎的可能性比男性大。

骨性关节炎偏爱女性，是因为女性蹲起次数比男性多，年轻时爱美穿短裙、高跟鞋，膝盖容易受凉，老年时血运就会差，另外雌激素下降等这些因素都会导致骨性关节炎的发生。

第十三章

老人需护膝

讲解人：吕厚山、林剑浩

吕厚山　曾任北京大学人民医院骨关节科主任、北京大学关节病研究所所长

林剑浩　北京大学人民医院骨关节科主任、主任医师

＊ 晚期骨性关节炎如何治疗？

＊ 哪些人容易出现骨性关节炎？

有些老年人一走路就会出现膝盖的剧烈疼痛，所以每走一步都会非常小心，慢慢地，会发现双腿变弯了，甚至连地都下不了，可以用寸步难行来形容。这很可能是患上了严重的骨性关节炎。如何能让畸形的双腿行动自如？都说人老腿先老，老年人如何拥有健康的双腿，告别腿疼的困扰？曾任北京大学人民医院骨关节科主任、北京大学关节病研究所所长的吕厚山先生及北京大学人民医院骨关节科主任、主任医师林剑浩为您解答。

＊老人腿疼难走路　咬牙坚持误治疗

杜女士是一个热爱生活的人，退休后的她本来有一个完美的计划，那就是环游世界。可是她的梦想还没开始就破灭了。因为她的腿出现了问题。

自从杜女士退休后，她的两条腿也跟着罢工了，别说上下楼梯，就连平时走路，都比别人费好大劲。膝盖像被针扎一样，传来阵阵钻心的疼痛。于是她只能待在

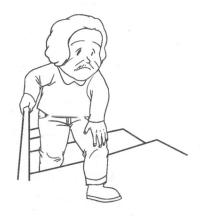

家里。杜女士本来以为少走路，就能减轻病痛，可是腿疼的情况并没有得到缓解，而是在一天天地加重，最后甚至到了难以下地的程度。就这样她不得不来到医院寻求医生的帮助。当时接诊的医生为她做了初步的检查，发现她的腿已经变形，而且无法像正常人那样自由地弯曲，已经严重影响到了日常生活。为了对杜女士的病情有更直观的了解，医生建议她去拍个X线摄影，当检查结果出来之后，在场的医生们都为之一惊。

确诊骨性关节炎有三个标准：第一，出现明显的疼痛症状，比如上下楼梯时腿疼；第二，即年龄因素，一般常发于50岁以上人群；第三，在X线摄影结果上可看到明显的病变部位。

专家提示

杜女士主要是膝关节内部产生大量的增生，内翻，而且半脱位。这是老年人最常见的骨病，叫作骨性关节炎。很多人经常拖着不治，其实到医院做个X线摄影，即可确诊。

* 晚期骨性关节炎患者可选择人工关节置换

膝关节置换手术，是在对患者实施全身麻醉的情况下，在膝盖处做一个切口，将髌骨切除，并且把股骨和胫骨上面的骨刺和粗糙的地方刮除，然后置入人工关节，用特殊的骨水泥将假关节套牢在骨头表面。术后患者经过几周的康复便能行动自如。

* 膝关节病要早治疗　莫要耽误到晚期

膝关节骨性关节炎是最容易发现的。第一，疼痛，当患者突然感觉到疼的时候，而且这个疼不是暂时的，而是反复出现，或者出现持续性疼痛，此时应去医院检查。第二，肿胀，患者膝关节原来正常，但现在肿起来。第三，功能受限，包括打弯、下蹲、上下楼受限，或者患者走路的距离变短。当患者发现有这三点变化时应尽早去找医生帮你诊断，切勿随意用药。

早期发现骨性关节炎，需要注意三个症状：第一，膝关节连续的疼痛；第二，膝盖处肿胀；第三，下蹲、弯腿等活动受限。

* 哪些人容易出现骨性关节炎

第一，有没有过运动损伤？即过去运动时摔到了没有，腿肿了没有，或者扭了没有。第二，是不是从事经常走路或站立的职业。第三，是不是体重超重，一般来说体重除以身高的平方，得出体重指数，若超过25，即为超重，若超过30属于肥胖。第四，是不是女性，有没有骨质疏松。第五，家里有没有骨性关节炎的患者。第六，是否出现末节手指头鼓起来的情况。符合其中一条，即为骨性关节炎的高危人群。

长时间站立、肥胖以及家族遗传是引起骨性关节炎的主要因素，因此避免久站、控制体重也是预防骨性关节炎的有效方法。

第十四章

别把轮椅扛回家

讲解人：林剑浩

北京大学人民医院骨关节科主任、主任医师

* 50 岁以后为什么半数人会患骨性关节炎？

* 骨性关节炎为何会造成全身疾病？

* 如何早期发现骨性关节炎的症状？

* 骨性关节炎发作的正确处理办法是什么？

* 针对不同程度的骨性关节炎应如何选择正确的锻炼方式？

据统计，有一种疾病在老年人当中致残率极高，发病率仅次于心血管疾病，50 岁以上大概有 50% 的人都会患有这种病，80 岁以上的人几乎都会得，80% 的人在出现症状之后都选择自我观察，不去医院检查治疗，这种疾病就是骨性关节炎。如何准确识别它发来的警报？预防和治疗怎样最科学？北京大学人民医院骨关节科主任、主任医师林剑浩为您讲解。

* 50 岁以后半数人会患骨性关节炎

韩女士 58 岁，最近这几天，一种莫名的疼痛困扰着她，她总感觉自己的膝关节不再灵活，频繁的疼痛让她走上 100 米都觉得膝关节疼得就像是骨头要断了一样。韩女士甚至连站着都觉得异常的吃力。轮椅几乎成了她的伴侣，这让她不得不在家人的陪伴下来到了医院。检查发现韩女士的膝关节已经严重变形，怀疑她的膝关节内部已经出现了非常严重的病变，于是立即让韩女士进行了膝关节X线摄影检查。而当检查结果出来时，在场的医生都惊呆了，韩女士的两个膝关节，韧带、软骨、半月板几乎都已经磨没了。是什么原因让她的膝关节遭遇了如此严重的损伤呢？

对于老年人走不了路有很多鉴别诊断，但最常见的就是骨性关节炎。一般人一听是"炎"，则认为里面是感染了，实际上里面没有细菌，只是因为关节磨损老化出现水肿、积液，滑膜产生肿胀，国外把它叫作"炎症"，我们现在把它称为骨关节病，骨关节病早的可以从20多岁就开始，一般是在50岁以后，50岁以后大概有50%的人会有骨关节病，有些人觉得关节不疼，这时假如有机会做X线摄影检查就会发现骨关节有炎症，到80岁以上多多少少都会有这个问题存在。所以专业上还有一种称呼叫退化性关节病，意思是随着年龄的增大，关节的使用日积月累会有磨损，但不同人发生时间的节点不太一样。这是一类与年龄相关的疾病。

＊骨性关节炎不容忽视　严重会造成全身疾病

千万不要小看骨性关节炎这种疾病，虽然是膝关节的软骨和半月板等小零件长期磨损导致的退化性疾病，但一旦患上，后果却不只是影响行走那么简单，严重的还会致残，影响患者的生活质量甚至生命健康。而当韩女士就诊时，已经到了骨性关节炎的最晚期，如果再任其发展，后果不堪设想，所以对她来说唯一的办法就是进行双腿的全膝关节置换。

*晚期骨性关节炎可通过关节置换进行治疗

2013年8月18日，韩女士进行了膝关节置换手术。手术并非想象中那么简单，需要在全身麻醉的情况下，把整个膝关节都取下来进行替换。时间一分一秒地过去，两个小时后，韩女士的手术顺利完成。手术之后，她一直在康复中心进行康复治疗。

专家提示

关节镜是很好的微创手术方法，主要针对早期病变，这时，软骨还在，只是高低不平，或半月板需要修补，这时关节镜是最理想的办法。但是现在的科技做不出软骨，所以软骨表面磨没了，就需要在上面装上类似牙套一样的物质，两个骨头表面都有一个套子套在上面，再磨时磨的不是骨头而是两层金属在磨。

*X线摄影检查可早发现骨性关节炎端倪

早期发现骨性关节炎比较简单的办法是X线摄影检查，若站立时两个骨头之间存在缝隙，说明软骨还在。若两个骨头挤到一起时，则说明软骨磨没了，X线摄影检查是筛查时必须做的检查。很多老人随着年龄不断增长会出现O形腿，腿若变成O形以后，关节后续的磨损会非常快，相当于一座塔歪了，如果不把它正过来，塔会越来越歪。O形腿的患者刚开始症状不明显，但慢慢地会越来越重，越来越疼。X形腿的患者所占比例较少，X形腿与O形腿的患者比例为1：10，但这两种畸形都会导致患者走路的时候力量不能正常地从髋关节传到膝关节再传到踝关节。最后由于膝关节的问题，上下关节都会发生病变。

在老年人当中非常常见的O形腿和X形腿中可发现骨性关节炎，建议这部分人群及时到医院进行X线摄影检查。

* 三症状鉴别骨性关节炎

（1）由坐到站费力。

（2）关节有时发出响声。

（3）沉僵，早上起来活动，关节不灵便，活动一下稍微好转。

同时符合这三点时，才有可能是骨性关节炎。

* 骨性关节炎发作　快速缓解有妙招

贴膏药是很好的方法，中医里有各种各样的膏药，贴膏药简单方便，但它有一个缺陷，得贴在活动度不那么大的地方，如果贴在膝关节，走一会儿路会掉下来。扶他林是很不错的药，膝关节、踝关节很表浅的病变可以使用，抹完后热敷，使局部血管扩张，效果非常好。抹的时候，挤出 1~2 厘米乳膏，涂抹的面积大概是手掌那么大即可。

外敷的药可以减少不良反应。它止疼的原因是含有前列腺素，药本身没有激素。按摩、泡脚、热敷也可以有效缓解腿疼。但是这些止疼办法只是用于暂时缓解，如果出现症状，采取了这些办法之后应该及时到医院的骨科进行检查，及时治疗。不能像韩女士那样一直耽误时间，直到置换关节的地步。

中老年人患有慢性病比较多，需要长期服药，治疗骨性关节炎疼痛应首选含抗炎成分的外用止痛药，外用止痛药与口服止痛药效果不相上下，有效避免了对胃肠的刺激，更加安全。可以在患处涂抹含有双氯芬酸成分的乳膏，挤出 1~2 厘米，涂抹面积与手掌同大即可。

* 针对不同程度骨性关节炎　选择正确锻炼方式最关键

骨性关节炎分为轻、中、重骨性关节炎。重度需要手术、关节置换，中度需要做关节镜，简单修补即可。轻度的不需要手术，吃药或活动一下，抹外用药即可。对于轻度的患者，只是在急性发作的时候，疼的时候会限制活动，因为骨关节病患者并非天天疼，有疼痛缓解的时候，在缓解的时候应去做一些合适的锻炼。比如游泳、骑车、走路。疼痛是一个很好的保护信号，如果感受到疼痛说明这个地方存在问题，此时大脑提示别再过度劳损，需休息一段时间。医学上并不是以是否需做关节镜治疗判断病变是否到中度的，做关节镜治疗的患者哪些活动需要避免，则取决于他病变在哪个地方，经常发生病变的地方是膝盖骨，如果出问题相当于牙齿有点松时，千万别去咬核桃，应该选软一点的食物。由此可知，膝盖骨出问题时，蹲起的活动应该减少，在这个前提下，再结合一些治疗让它慢慢恢复。

软骨就像一块海绵，只有运动才可以挤压软骨，使软骨有水分和营养，对于轻度骨性关节炎患者，游泳、跑步、骑车对膝关节非常有益。中度患者，运动要适度，避免做蹲起类动作。

第十五章

防治结合护颈椎

讲解人：陈仲强
北大国际医院院长、主任医师

* 颈肩痛为何不能忽视？
* 什么样的生活方式有利于颈椎健康？

陈仲强，2013 年 2 月 2 日节目播出，时任北京大学第三医院骨科、脊柱外科主任医师。

颈椎病在我国发病率很高，每 7 个人当中可能就有一个颈椎病患者，而且常出现在 50 岁以上的人群中。患有颈椎病，如果不多加留心，就可能有瘫痪的可怕后果。那究竟颈椎病有哪些症状？又该如何预防呢？北大国际医院院长、主任医师陈仲强为您解答。

* 颈椎病的分类

颈椎病可能表现为各种各样的症状，如最常见的颈部和肩膀疼痛。有的患者表现为恶心、头晕、呕吐，有的患者是睡眠不好，肩膀像背铁板似的。还有的患者颈部没有症状，但上肢不灵活，写字越写越大、歪斜，走路也出现问题。颈椎病在临床上分为不同的类型，第一种是神经根型颈椎病，它最常见的症状是颈肩痛，上肢像过电一样，出现放射性的疼痛。其中症状最严重的，医学上称为深根型颈椎病。第二种是脊髓型颈椎病，它对人体功能影响最严重，由于支配四肢功能的脊髓受到压迫，影响脊髓的功能，出现走路不稳、手不灵活等症状，甚至引起瘫痪。第三种是交感神经型颈椎病，常出现头晕、

颈椎病常见的类型有神经根型，主要表现为颈肩疼痛。脊髓型主要表现为走路不稳，上肢麻木。交感型表现为头晕、恶心、失眠等一系列症状。椎动脉型会出现脑供血不足，发生猝倒等表现。还有比较少见的食道型颈椎病，表现为吃东西吞咽困难等。

恶心、失眠等症状。第四种是椎动脉型颈椎病，转头时椎动脉会受到压迫，导致供血不足，可能发生猝倒、头晕。第五种是食道型颈椎病，椎体前缘出现骨刺，向前突出压迫食管，引起患者吞咽困难的临床症状，这一类型比较少见。

* 颈椎病的病理和病因

颈椎病和颈椎间盘是密切相关的，椎间盘的退变随年龄增长逐渐发生。在出生时，椎间盘的水分是非常充分的，有80% ～ 90%的水分。到了成年时，正常情况下也可以达到80%的水分，但迈入老年以后，水分可能下降到70%，甚至更少，中间的环形结构也明显消失。20岁后，椎间盘的水分开始逐渐减少。如果在椎间盘走下坡路的过程中，不注重保养，使力量一直不断地附加到椎间盘上，椎间盘就可能出现慢性的劳损。劳损的过程势必改变椎间盘的结构。一旦纤维环产生撕裂，在某些力量作用的情况下，椎间盘就从纤维环里突出来，压迫神经。除了椎间盘本身产生突出，它后方的韧带肥厚挤向椎管，关节和椎体产生的骨刺也挤向椎管内部，压迫神经，引发各类症状。颈椎病是不断积累、逐渐发生的过程，不是由一次遭受外伤或者外力造成的，是在过去形成的病变基础上产生的。

长时间在电脑前工作或者开车的人，总保持一个姿势，缺少运动，肌肉得不到活动。颈椎的协调性是依靠肌肉来调节的，低头、仰头、旋转是依靠不同肌肉组织共同协调的结果，如果肌肉力量过于薄弱，运动的协调性就会比较差，导致更多不均匀的力量损伤椎间盘。还有很多人不注意防护，比如累了靠沙发上，窝着脖子睡

颈椎病和椎间盘密切相关，椎间盘随年龄增长，水分在减少，如果不注意，就可能出现劳损，引发退变。颈椎病最"青睐"的是长期伏案工作，而且活动量少，还有经常开车或者颈部受过外伤的人。

着时，肌肉放松了，但更多的力量直接加在没有肌肉保护的椎间盘上，它的损伤会比较大。颈椎病实际上是颈肩痛的一种原因，更常见的颈肩痛是肌肉劳损导致的。

* 颈椎病的治疗

孙先生患上颈椎病后，疼得脖子连转动都费力，总得时不时地揉捏，来到医院一检查，确诊是脊髓型颈椎病，要通过手术才能解除对神经的压迫，但是孙先生担心手术的风险。这颈椎病的手术真的那么可怕吗？除了手术还有没有其他的治疗手段呢？

专家提示

颈椎病治疗要科学，不要轻信推拿、正骨等。脊髓型颈椎病，它影响脊髓的主干，影响四肢的运动功能，也会影响括约肌的功能。多年的临床实践经验证实，针对脊髓型颈椎病应以外科治疗为主。实际上80%以上的患者，最后都选择手术治疗，而手术的时机对恢复十分重要，一直不愿手术，加重病情，再做手术，恢复的效果不会很好。脊髓型颈椎病的大部分患者都是要做手术的，应该积极一点，争取早做早恢复。人体神经根是神经的分支，分支的影响相对比较小，通过保守治疗大部分是能够缓解的。神经根型颈椎病，以保守治疗为主，比如一般的牵引、理疗、药物治疗，还有适当的休息，大都能够获得理想的效果。交感型、椎动脉型颈椎病都是以非手术治疗为主，但大概有低于10%的患者，可能出现严重影响健康、睡眠和工作的情况，或者非常难受，而且保守治疗无效，也可以考虑手术治疗。

颈椎病的治疗会根据患者的情况，选择最合适的治疗方式。脊髓型颈椎病一般以外科手术治疗为主，而神经根型、交感型、椎动脉型一般采取保守治疗，比如牵引、理疗、药物等，但是在症状很严重、保守治疗无效的情况下，也可以采取手术治疗。

* 颈椎病的预防

颈椎病的预防，第一是要有健康的生活方式，通过各类不同的运动，使肌肉能够相互协调，同时活动的强度要适当。每周3次，一次1～2个小时，比如乒乓球、羽毛球、慢跑或打太极。根据不同的年龄，选择适当强度的运动。第二是改变工作方式，不能长时间地趴在电脑前或是保持一种固定的姿势，如果经常在电脑前打字，可以把屏幕调到和视线平行的位置，一个小时后起来活动10分钟，一刻钟换一换姿势，做一下健身操。颈椎的保护跟枕头也有关系，枕头不要太高。在睡眠状态下肌肉是放松的，如果颈椎处于一种不良姿势，椎间盘的负荷压力是非常大的，可能造成椎间盘的损伤。如果枕头较高，不要只枕在头上，而要把枕头摆成斜坡，后背也枕上去，这样脖子不会发生明显的弯曲。另外不要枕头也不好，会出现过度仰伸的状态。颈椎仰伸，后方的肌肉松弛，同时韧带也会发生皱褶，造成颈椎后面的小关节顶压得较紧，很不舒服。侧卧时，颈椎和躯干处于水平状态比较好。一般肩膀有10～15厘米高，枕头与肩膀的高度差不多为宜。

预防颈椎病首先要避免长期伏案工作，如果经常在电脑前打字，可以把屏幕调到和视线平行的位置，而且不要固定一个姿势持续时间太长。枕头不能太高，也不能太低，应该在平躺时使头、颈、背处于同一水平线上，侧卧的时候，头应该保持和床平行，枕头的宽度，应该和肩膀同宽。

第十六章

正确保护腰椎

陈仲强，2013 年 2 月
2 日节目播出，时任
北京大学第三医院
骨科、脊柱外科主
任医师。

讲解人：陈仲强
北大国际医院院长、主任医师

＊间歇性跛行为何是腰椎病最常见的症状？

＊推拿正骨手法真能缓解疼痛吗？

＊什么姿势更易损伤椎间盘？

　　研究调查显示，年龄在 65 岁以上的人大都出现过腰
痛，腰痛最常见的原因是和椎间盘有关，椎间盘突出、
椎管狭窄都能引发腰痛。那腰椎间盘突出有哪些症状？
又该如何治疗和预防呢？北大国际医院院长、主任医师
陈仲强为您解答。

＊ 腰椎间盘突出的症状

　　郑先生年轻的时候身材挺拔，可是过了 60 岁，这腰
越来越弯，用他自己的话说，都快弯成虾米了。他总是
觉得只要一弯腰，双腿就一阵窜麻。坐时间长了，连站
都站不起来，更严重的是，他慢慢发现自己现在连公交
车的一站路都走不了。到医院检查发现是典型的腰椎间
盘突出症。

专家提示

　　腰椎间盘突出大都表现为腰痛同时合并有下肢的疼
痛，这种疼痛会放射到小腿或膝关节以下。有的腰椎间
盘突出症患者腰痛不是很明显，腿痛也不是很突出，但

走路超过 500 米或者更短的 100 米时，就需要蹲下休息一会儿再继续走。腰椎间盘突出的典型表现是腰痛、下肢窜疼；而腰椎椎管狭窄的表现，一般最常见的是间歇性跛行。这也是区分腰椎间盘突出和腰椎椎管狭窄最常用的方法。腰部神经包括运动神经、感觉神经和交感神经。交感神经常常支配着血管的收缩或者扩张，如果它受到压迫，导致供血不正常、汗腺分泌出现问题，还会引发下肢发冷，过去称为"老寒腿"。严重的腰椎间盘突出，能导致患者大小便失禁和足下垂，也是通常被称为的马尾神经损害，甚至引起严重的运动障碍，导致瘫痪。

* 腰椎病的治疗

一定要科学治疗腰椎病。中医范畴里，推拿和正骨是要在某种情况下扳动或者扭动才能实现的。推拿力量常常比较大。对腰椎椎管狭窄的患者进行按摩，如果椎管处于非常严重的狭窄，患者一弯腰、一扭动，突出部位明显地压迫腰部，如果此时过度按摩，就可能导致神经的损害。如果是单纯的腰椎间盘突出而且处于早期，或者是腰肌劳损，可以到正规的医疗机构，采用按摩来缓解症状，但是如果是腰椎椎管狭窄的患者，最好不要采用按摩推拿等方式，可能会加重狭窄程度，造成严重后果。

腰椎间盘突出症或腰椎椎管狭窄症一般的手术治疗，是从腰后部开创，切除突出的一部分椎体。还有一种微创的方法，经椎间盘的穿刺，进行切除。另外一种方法也是穿刺，穿刺以后，再利用特殊的手术器械，把椎间盘里的碎核切出来。手术在 X 光指引下完成，十分安全。实际上，任何一种技术都有它的适应证，微创的办法适合于单纯的突出，且病理因素比较简单。如果病理因素

治疗腰椎间盘突出症的治疗要科学，避免不正规的推拿、正骨，腰椎间盘突出手术治疗有开放治疗和微创穿刺手术，微创适合病理因素比较简单的突出。腰椎间盘突出症提倡阶梯疗法，根据不同病变阶段，选择合适的技术进行治疗。

较多，而且从临床上来看，切开能治疗得更彻底，效果也会更牢固，则会选择一般的开放手术治疗。对椎间盘突出和椎管狭窄，提倡阶梯疗法，不要一步彻底做固定融合。阶梯疗法核心的概念是根据不同病变阶段，选择最合适的技术进行治疗。

* 腰椎间盘的保护

腰椎间盘在每一次日常活动中，都要承受压力。研究发现，坐着通常比站着时椎间盘承受的压力更大，但是工作生活中，总难免要坐，坐时，最好选择有靠背的座椅，对腰椎有一定的保护作用。在日常的姿势中，坐着弯腰搬重物，腰椎承受的压力最大，因为在这个姿势下，身体会往前倾斜，腰椎承受的压力本身就会变大，如果这时再搬起重物，腰椎间盘承受了相当于人体重300%的压力，因此，要尽量避免坐着弯腰搬重物的动作。

老年人更要注意腰椎防护，随着年龄增长，椎间盘会变得薄弱。不要坐太矮的凳子、沙发。不可以久坐，每隔一个小时就要休息一下，每10分钟换一下姿势。椎间盘里存在髓核，髓核是液状的，当施加压力的时候，液体可以向各个方向去挤压，力度都能保持一致。如果液体逐渐减少，比如往前弯腰坐，前面髓核往后挤，导致受力不均，引起损伤。但单纯地直立也不好，维持直立肌肉要收缩，收缩以后压力增加，也会损伤腰椎间盘。拎重物时，尽量贴近身体，由于力矩的关系，同样的重物在贴近身体时，对身体产生的负荷小，施加到椎间盘的压力也小。在弯腰搬东西的时候，要先蹲下来再搬，这是正确的方法，如果直接弯腰搬东西，腰椎所承受的力要比蹲下来搬大3倍。另外，在物体同等重量下，宽的物体给腰椎的压力比窄的要多。

　　腰椎的活动是靠肌肉，如果肌肉的力量不足，活动时就会不协调。肌肉发达能够加强脊柱的稳定性。除了骨骼是否正常以外，腰部肌肉的锻炼对于预防腰椎病十分重要。室内比较好的办法是仰卧起坐，要求动作幅度大，躺在床上，手脚同时抬起，坚持住，反复做 10 ～ 15 次，要保持起身动作坚持一会儿，这样才能起到锻炼肌肉的效果。此外，太极也是一种很好的锻炼方法。而器械锻炼需要提前做好热身，否则猛然运动，力量过大，肌肉就可能被拉伤。

坐姿比站姿更容易伤害到腰椎间盘，拎重物要贴近身体。在小区里做器械锻炼前，要做好热身。另外，做仰卧起坐的时候，频率不要快，每次要坚持几秒钟，早晚各半个小时。游泳、打太极等都可以保护腰椎。

第十七章

关爱脊柱　拥有健康

讲解人：陈仲强

北大国际医院院长、主任医师

陈仲强，2013 年 2 月 2 日节目播出，时任北京大学第三医院骨科、脊柱外科主任医师。

＊ 椎间盘为什么会老化？

＊ 出现哪两种危险信号时需要及时手术？

＊ 跳绳能不能有效增加人体骨密度？

　　腰腿痛是非常常见的症状，据统计，人到 60 岁以后，可能有 70% 的都有腰腿疼痛。而腰腿痛与脊柱的损伤有很大关系，其中最为常见的是腰椎间盘突出症。腰椎间盘突出的症状有哪些？究竟该如何预防？北大国际医院院长、主任医师陈仲强为您讲解脊柱的健康知识。

＊ 椎间盘的功能

　　椎间盘是位于人体脊柱两椎体之间，由软骨板、纤维环、髓核组成的一个密封体。椎间盘有三个功能，它能很好地缓冲跳跃、活动、走路的震动，防止震荡，使人变得柔韧。椎间盘也可以限制人体的过度活动，对脊髓产生保护。再者，各种活动能传导压力，椎间盘能够把自上而下的压力非常均衡地由上面传达到下面，而不是由某一点传达下去。

＊ 腰椎间盘突出症的发病机理

　　腰椎间盘突出症是腰椎间盘各部分，尤其是髓核，有不同程度的退行性改变后，在外力因素的作用下，椎间盘的纤维环破裂，髓核组织突出于后方或椎管内。椎管内是支配下肢活动的神经，髓核是椎间盘的重要组成部分，它主要有两种成分：一种是蛋白多糖；另一种是水分，人在刚出生时椎间盘水分最高，婴儿椎间盘的水分最少达到90%。随着年龄的增长，椎间盘水分会逐渐地减少，使其借以调节椎间盘压力的能力减弱，易使椎间盘受损。髓核突出到椎管里，就产生神经压迫，引发疼痛、麻木和大小便不正常等一系列问题。由于年龄的增长，每个人的椎间盘都会退变，但不是每个人都患有腰椎间盘突出症，有的人是膨出，而有的人椎间盘突到前方，可能会使腰部有点不舒服，但不会产生下肢疼痛。椎间盘只有突出到椎管里压迫神经，才会产生症状。

* 腰椎间盘突出症何时要手术

根据统计，腰椎间盘突出症绝大部分通过系统的保守治疗都能够有所缓解。保守治疗有理疗、牵引、按摩，还有卧床休息、药物治疗。虽然大多数患者通过保守治疗就能达到很好的效果，但仍有一小部分人必须实施手术。第一种情况是症状严重到脚勾起来都感觉费劲，同时还发现肌肉萎缩。如果出现这种现象的话，就要赶紧采取手术治疗。第二种情况是大小便感觉不好，不像正常排得那么痛快。肛周，也称为马鞍区，有麻木的感觉，大小便控制得不好，都是危险信号，需要进行手术治疗。

* 腰椎间盘突出症的预防

1. 预防骨质疏松

预防腰椎间盘退变，需要注意预防骨质疏松。骨质

大多数腰椎间盘突出的患者通过保守治疗就可以有效缓解症状，但当病症出现危险信号时，一是明显的肌肉无力、肌肉萎缩，二是马鞍区感到麻木、大小便不正常，则需到正规医院看医生，要尽早接受手术治疗。

保护腰椎间盘需要注意骨质疏松的预防，补充钙和促进钙吸收的维生素 D。冲击性的运动，如跳绳等，可以有效增加骨密度。运动的强度可以用 180 减去年龄数作为理想的运动心率，保持这个心率，既可以达到锻炼的效果，也可以保证身体的耐受。岁数过大，就用 170 减去年龄数作为运动的理想心率。

保持良好的坐姿对保护脊柱健康非常重要，但长时间一种坐姿会对脊柱造成伤害。每隔一个小时可以休息下，做颈部、腰部的锻炼。拎东西时，物品离身体越近，会更省力，进而保护椎间盘。

疏松是影响脊柱健康一个最为常见的因素。首先从吃做起，要注意摄取富含钙质的食品，包括牛奶、海产品等，如果还是不够，就要每天摄入钙片做补充。补钙的同时，也要多补充维生素 D，维生素 D 能够促进人体钙的吸收。预防骨质疏松要戒烟限酒，保持适当的体重，有规律地坚持锻炼。冲击性的运动比平缓的运动对防止骨质疏松和增加骨密度的效果更好，比如跳绳等弹跳冲击性的运动。研究结果证实，针对普通量运动的女性，每天跳绳 60 秒，速度可快可慢，5 个月后发现有的人骨密度增加了 4%。运动强度的把握可以用年龄推算，180 减年龄数就是理想的运动心率。运动时心率一定要控制在理想的运动心率上，过快身体接受不了，而太慢锻炼就没有效果。如果岁数过大，就用 170 减年龄数，这样会更合理些。

2. 保持正确姿势

保持良好的坐姿，可以防止椎间盘退变，对保持脊柱的健康，防止驼背、畸形，有很大的作用。另外，长时间一种坐姿对脊柱损害是非常大的，中间需要休息一会，坐一个小时停下来，做下颈部、腰部的肌肉锻炼，缓解脊柱的压力。颈部锻炼的主要动作是低头、仰头和旋转。锻炼时头先向前低，然后向后仰，接着侧弯，做旋转。也可以把手交叉，放在后脑勺上，头向后仰，手向前用力，形成抵抗性的运动，用力顶住数 5 下，接着放松数 5 下，10 个为一组。坚持锻炼能达到很好的保护效果。而通过仰卧起坐可以锻炼腰部的肌肉。搬东西要有正确姿势，拎的重物离身体越近越好，根据杠杆原理，重物离身体越远，力矩就越长，肌肉用的力量就会越大，力量会作用在椎间盘上；重物离身体越近，力矩越短，会更加省力，对椎间盘也是一种保护。

第十八章

托起生命的支柱

讲解人：刘忠军
北京大学第三医院骨科主任、主任医师

* 脊柱有哪四大生理弯曲？

* 脖子痛是否就是颈椎病？

* 腰椎病的治疗与预防方法有哪些？

* 骨质疏松应怎样科学补钙？

　　直立行走是人类花了几百万年的时间进化完成的，这样虽然解放了双手，人类可以做更多的事情，但是却给脊柱带来了很大的麻烦。现代社会很多人都出现颈椎病、腰椎病，我们该如何保护自己的脊柱？北京大学第三医院骨科主任、主任医师刘忠军为您解答。

* 人的脊柱中腰椎、颈椎最容易患病

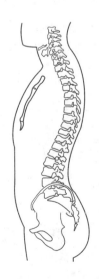

　　人的脊柱由 24 块椎骨构成，其中颈椎 7 块，胸椎 12 块，腰椎 5 块。人的脊柱并不是一条直线，而是有 4 个生理弯曲：颈椎、胸椎、腰椎、骶椎。从大量的病例来看，颈椎和腰椎出现的问题最多。因为正常的胸椎有很多条肋骨支撑，比较稳定；骶椎在骨盆里，受骨盆保护，也不容易受伤。但是颈椎和腰椎没有肋

人类从爬行到直立行走，脊柱受到的压力增大，再加上不正确的姿势，会使得脊椎患病的概率大大增加。由于颈椎和腰椎的活动度和负重较大，所以患病的概率会更高。

骨和骨盆保护，活动度最大、负重也最大，所以最容易出现问题。

* 脖子痛就是颈椎病吗

于女士自从 10 年前，脖子就开始疼，有时候甚至早上起床都起不来，而且回头也成问题。初步判断导致于女士脖子疼痛的原因，可能和颈椎病脱不了关系。但是要想查清颈痛的根源必须进一步做影像学检查。2013 年 5 月，于女士去医院做了核磁共振检查，检查结果是颈椎曲度变直，颈椎间盘轻度膨出。

劳损性颈痛可采用按摩理疗缓解，颈椎病患者最好不要采用暴力按摩推拿。

专家提示

每个人都可能遇到脖子疼的问题，大部分人脖子疼痛是颈部肌肉和韧带的疼痛。只有少部分人是由于骨关节和椎间盘问题导致的。如果脖子疼痛相对浅表，休息后得到缓解，那么可能就是肌肉和韧带的问题，落枕导致的疼痛就是典型的肌肉型疼痛。如果出现上肢疼痛、麻木以及头晕等症状，那很可能就是颈椎出现了问题，绝不能忽视。尤其是中老年朋友，出现颈椎问题的概率往往会更大一些。如果出现以上的症状，一定要到医院做进一步的检查。

* 保护颈椎要注意颈部姿势

颈部肌肉对颈椎的保护至关重要。尤其是脖子后面的两块项肌，作用最大，所以可以通过锻炼颈部肌肉来保护颈椎。国际上对在不同姿势下，颈椎承受的压力做了研究。研究发现，当人处于平卧位的时候，颈椎承受的压力是 310，直立位时是 440，直立位低头时是 590，

要想保护颈椎，锻炼颈部肌肉十分关键。可以双手抱住后脑勺，用力向前推，头部向后顶。这样手掌和头部做对抗练习，就能有效提高颈部肌肉的力量。此外，游泳、"小燕飞"也是很好的锻炼方法。

而直立位抬头时是910。这说明当人处于站立位并抬头的时候，颈椎承受的力是最大的。放风筝时人体也是处于站立位并抬头的姿势，所以放风筝不但不能治疗颈椎病，时间长了反而会伤害颈椎。

* 腰痛就是腰椎病吗

导致腰痛的原因主要有三种：第一种是肌肉和韧带的疼痛，它的症状往往是在活动时出现，休息后可缓解；第二种是骨的问题，它的症状主要是表现在腰部，疼痛周期比较长；第三种是腰椎间盘问题，它的症状有腿部麻木、疼痛、无力，严重的会足下垂，大小便失禁。要想查清腰痛病因，必须进一步做影像学检查。

* 骨质增生会导致腰痛吗

丁女士第一次做检查还得回溯到两年前。那天早上，丁女士买菜回家，刚上到二楼，就感觉腿脚发酸、没劲。一脚没迈开，还差点栽跟头。费了好大劲才爬上楼。半个多月过去了，她的症状不但没有好转，反而还腿疼起来。于是丁女士去医院看病，医生建议她照个腰部的X线摄影，结果显示，她的腰椎有骨质增生。

专家提示

腰椎骨质增生是人体自然老化的表现，一般不会直接导致腰疼，只有骨质增生过大，导致腰椎不稳定，压迫了神经，才会产生疼痛等症状。如果骨质增生没有症状表现，则不需要马上治疗。

患有颈椎疾病，最好不要进行剧烈运动，以免发生更严重的问题。轻度颈椎病患者最好也要去医院看病，按医嘱服用消炎止痛药物，也可以做热敷、理疗等物理治疗，改善血液循环，缓解颈部症状。

* 腰椎间盘的问题及保护

2013 年 6 月的一天，丁女士正准备起床上班，可是刚一翻身，就一下倒在了床上。丁女士清楚地知道自己的腰病又犯了，这次她决定去医院做 CT 检查。检查的结果很快就出来了。丁女士的检查结果显示，除了有骨质增生的问题，还有腰椎间盘膨出。

锻炼腰背肌肉对于轻度腰椎病患者非常关键。此外还可以通过服用消炎止痛药、做理疗、热敷等方法来缓解腰椎症状。治疗腰椎病，手术是最后的选择。

专家提示

腰椎间盘突出会压迫神经，造成腿疼腿麻等神经症状。而腰椎间盘膨出比腰椎间盘突出程度轻，虽然不至于压迫神经，但是会引起局部炎症反应，同样会出现腿疼腿麻的表现。要想鉴别两者，最好做 CT、核磁检查。

* 骨质疏松和补钙

74 岁的边女士特别喜欢花花草草，退休之后，养花也成了她生活中不可或缺的一部分。这天她正在摆弄花盆，可是就在搬花盆的时候一下子摔在了地上。家人见状，连忙拨打了急救电话。送到医院一检查，发现是因为骨质疏松导致了腰椎骨折。

专家提示

老年人患骨质疏松很常见，所以补钙就显得非常重要。中老年人骨质疏松补钙，要从饮食入手，多摄入一些牛奶、瘦肉、蛋类等。还要多晒太阳，增加维生素 D，促进钙质吸收。吃钙片补钙效果一般，药物治疗骨质疏松，往往选用降钙素类的药物和磷酸盐类的药物。

* 如何保护腰椎

世界著名的瑞典脊柱外科医生纳克姆松做过这样的实验，他把压力感测器植入到志愿者的第三节腰椎间盘里。在站立的时候，把压力值设定为 100，作为标准线。然后和其他的姿势做比较，结果发现，当人采取不正确坐姿的时候，腰椎压力明显增加。

不正确的坐姿对腰椎伤害很大，所以一定要行得正、坐得直。锻炼腰背肌肉对腰椎保护至关重要。年轻人可以通过做一些瑜伽动作锻炼腰背肌肉，而中老年人可以做"小燕飞"、五点支撑、游泳来锻炼。

第十九章

摔出来的致命危机

讲解人：寇伯龙
北京大学人民医院骨关节科副主任、主任医师，北京大学关节病研究所副所长

＊股骨颈骨折会使人腿变短吗？
＊髋关节损伤及手术后有哪些注意事项？
＊家有老人应如何防摔？

看似普通的意外摔倒，为何会引发致命的凶险？怎样预防意外的发生，才是避免悲剧的关键？北京大学人民医院骨关节科副主任、主任医师，北京大学关节病研究所副所长寇伯龙为您解除迷惑。

＊股骨颈骨折会使人腿变短吗

马女士 66 岁，退休后生活过得十分安逸，可是就在 2012 年的 9 月 2 日，一次意外的摔伤使她经历了一次痛苦的磨难。马女士在外出买菜回来的路上，一个没留神，脚没撑住，整个人向左侧倒下，重重地摔在了地上，顿时她就觉得自己的左髋部有剧烈的疼痛，闻讯赶来的家人，立刻将她送入医院，髋部的 X 线摄影检查结果显示，马女士的髋部出现了骨折，需要立刻进行治疗，不然会带来一系列严重的后果。

专家提示

马女士发生外伤以后，造成比较严重的股骨颈骨折。外伤后，最薄弱的地方就是股骨颈，同时它又是一个承重的地方，一旦力量集中就容易断裂。另外，股骨颈不太容易长，因为股骨头的血运主要靠两股大的血管供应，一旦断裂以后，血液就供应不上了，不容易长好，甚至会出现坏死，影响关节的活动。通常情况下像这种股骨颈骨折的临床表现就是腿变短，大概缩短1厘米。

如果老年人股骨颈骨折得不到及时的治疗，在一年内死亡率会达到20%。为什么会造成这么高的死亡率？第一，最严重的问题就是因为骨折以后，不去治疗，会出现卧床的情况，对人的整体影响很大，最常见的影响就是消化系统中胃肠蠕动差。第二，因为不动循环也变差。第三，长期卧床以后，容易出现褥疮，造成感染。第四，长期卧床以后，泌尿系统容易出现感染。第五，肺部的感染，这是最致命的，大部分卧床的患者最终会死于各种并发症。

* 股骨颈骨折的治疗方式

股骨颈骨折主要的治疗方式有两种：第一是尽快进行手术。股骨颈骨折不能打石膏复位，因为股骨颈的位置特殊没有办法固定。而且打了石膏就要卧床，卧床之后就会出现并发症，所以应让患者尽快恢复正常的活动。第二是主张做人工关节，效果可持续三五十年，提高了老年人的生活质量，也很快就能恢复正常的活动。

* 髋关节损伤及手术后的注意事项

马女士在接受手术之后，一直感觉自己的髋部十分疼痛，她以为是手术后的正常反应，所以就强忍着，医生在查房时发现，她没有进行正常的康复训练，之后发现，马女士的疼痛都是因为她的髋关节出现了脱位引起的，在为她进行了复位治疗之后，马女士的疼痛随即消失了，医生告诉她，之所以会出现关节脱位，是由于她没有按照术后的康复指南进行锻炼造成的。

专家提示

髋关节手术后动作幅度若太大就有可能出现脱位。术后一般都要扶着拐走路，大约需用拐走路两个半月至三个月，以保护髋关节。做手术要把肌肉拉开，肌力会变差。关节是生物固定，所谓生物固定，即使骨头和假体能够长得结实，但长结实要有一个过程，一般 6 周左右，完全长结实大约要 3 个月。在坐的时候如果一下坐下去，髋关节承受不了，动作不协调就容易造成脱位，应将患侧腿伸直再落座，伸直的时候髋关节保持 45 度角，安全性较好，髋关节在一个小范围内活动，大范围活动就容易造成脱位，加上老年人协调性不好更容易出问题，坐下后可以把腿蜷起来，要站起时，也要先把患侧腿伸直再起立。在 6 周之内不能做盘腿动作。髋部受损和手术后的患者在床上翻身时，要在两膝之间夹个枕头，这样能使髋关节的运动角度保持在合理的范围之内，减少关节脱位的发生。

* 髋关节置换后的肌肉训练

手术 6 周以后可以开始做肌肉训练。正常半侧身体趴在床上，受损半侧身体悬空。反复屈伸腿各保持 10 秒钟，

髋关节损伤及手术后的患者，在 6 周内，一定要避免盘腿的动作。在坐下时，要尽量用正常一侧的腿去负重，以保护受伤一侧的髋关节。

另外侧抬腿坚持 10 秒，这样早晚坚持各做 50 次，能够对髋部肌肉起到很好的锻炼作用。

* 骨质疏松是造成股骨颈骨折的重要原因

马女士在这次意外发生的 7 个月前，曾经进行了另外一个手术，膝关节置换，原来马女士在 40 年前就患上了类风湿关节炎，疼痛已经困扰了她长达 40 年之久，这期间，她不断就医以控制病情，长期服用激素类药物，使她的骨质出现了非常严重的疏松，虽然一直在坚持补钙，但是效果却一直不太理想。这种服药造成的骨质疏松，也成为马女士骨骼相对脆弱的一个重要因素。

专家提示

类风湿是免疫性的病，它长期要吃一些免疫抑制剂和抗类风湿的药，还有些人可能要吃激素，这些都是造成骨质疏松的原因。加上马女士年纪大了，正常人到一定年龄，也或多或少存在骨质疏松，所以这几个因素叠加，骨头就比较脆弱。由于类风湿病长期服用激素药物，容易造成骨质疏松，骨质疏松的骨头比较脆弱，在同样发生外伤的情况下，就容易出现骨折。

* 家有老人需防摔

家里有老年人的时候，最好准备些防滑的设备。比如在厕所洗浴的地方加一把椅子，尽量坐着洗澡，一些老年人夜里会起床喝水，家里人要把老人的水杯放在比较方便拿的地方。很多老人骨折都是因为要伸手去拿离自己比较远的东西造成的。最好给老人配置小夜灯，这样起夜上厕所能看清楚路，以防摔倒。

第二十章

健康从脚开始

讲解人：张建中
首都医科大学附属北京同仁医院骨科主任、足踝外科矫形中心主任、主任医师

* 常见的足踝部疾病是什么？
* 拇外翻与遗传和退变有关吗？

　　常见的脚病到底有哪些？究竟什么方法，可以缓解脚后跟疼痛？各种脚病有何症状，又该如何治疗？首都医科大学附属北京同仁医院骨科主任、足踝外科矫形中心主任、主任医师张建中将逐一为您解答。

* 常见足踝部疾病——拇外翻

　　所谓拇外翻就是拇指向外偏斜，拇外翻以后，可能会引起第二趾出现问题，人在中老年以后，其他的脚趾头，过去是直的，现在变弯了，变弯后就会引起疼痛。

* 常见足踝部疾病——跖间神经瘤

前脚掌的脚病有拇外翻、锤状趾、跖间神经瘤。经常发生在脚中部的是平足症、跟痛症。除此之外，常见的足踝部疾病还有痛风性关节炎、踝关节扭伤以及糖尿病足等。

　　有些人一走路就觉得脚的前部疼痛，不走路的时候，马上就不疼了，睡觉时候不疼，只要一踩地就疼，这常常是由于刺激到神经导致的，可能是跖间神经瘤，它并不是真正的肿瘤，即人们在负重的时候，对脚的神经有挤压作用，造成神经发炎的表现。

* 大脚趾旁的跖骨超过 15 度是拇外翻

正常人有一点点拇外翻是正常的，即拇指相对于跖骨有一定的外翻，外翻在 15 度以上，在医学上被称为拇外翻。

* 拇外翻与遗传和退变有关

拇外翻有 50% 都是遗传性的，医生往往会发现患者有家族史。另外，人在退变或者在患病状态下，会导致脚慢慢偏向外侧，经常会有一些老年人的拇外翻在 3 个月之内突然出现加重，这是一个量变到质变的过程。人在走路的时候，脚上 33 个关节共同作用来完成动作，如果走路时外翻的重量压在拇指上，韧带维持不住脚的位置，很容易导致拇指畸形。

* 拇外翻的矫正治疗

很多人关心拇外翻怎么治，需不需要手术，这要取决于每个人的情况。一般轻度的拇外翻，有一些方法防止加重，或者减轻症状。比如用硅胶垫，放在脚趾头的一、二趾之间，起到撑开两趾的作用，这样就缓解了足内侧的疼痛，它不能够纠正畸形，只能够缓解疼痛，所以需持续使用。一般人用上几天或者一周后，就慢慢适应了，一开始可能觉得脚趾间有个东西有些别扭，但它非常软，不会产生硌脚的感觉。

除此之外，还有一种拇外翻矫正器，可以向外侧牵拉肌腱，减少拇外翻的作用力，最好是在晚上睡觉时使用。

医生也主张，有轻度拇外翻，要经常做一些锻炼，比如用一根橡皮筋套在两脚的拇趾上，做拉开、放松的锻炼，这个动作能延缓病情的发展。如果畸形很严重，靠这些是不能够根治的，要想真正让它恢复正常，要通过手术治疗。

拇外翻手术方法，如果是骨的畸形，要把骨头打断，放到正常的位置上，这样畸形就得到矫正了。大家听起来很可怕，但是实际上做起来，以现在的医学技术，可以在局部麻醉下进行，用很小的微型锯，把骨头按照医生需要的方向锯断，然后摆在设计好的位置上，做一个固定。现在，拇外翻治疗的效果是非常令人满意的。一般来讲，如果疼痛对生活产生了很大的影响，靠其他物理治疗没有效果的时候，就可以选择手术治疗。

* 跟痛症的特点是脚下的疼痛感强

足跟痛分为两个部位的疼痛，一个是脚后部的疼痛，另一个是脚跟下面的疼痛。大部分患者是脚跟下面的疼痛，这也与脚的足弓塌陷使跖腱膜承受了更大的力量，发生了撕裂有关。所以跖腱膜炎是最常见的引起跟痛症的原因。跖腱膜炎的一个临床特点是，当久坐或者睡了一夜，第二天早晨起来，刚下地那几步非常疼，走一走就能缓解，再走长路以后又会非常疼痛。

跟痛症锻炼的主要目的是加强跟腱的柔韧性。跟痛症锻炼方法一：脚掌踩在台阶上，脚跟使劲往下放，然后抬起，一天做2～3组，一组做10～20次。跟痛症锻炼方法二：双手扶墙，一条腿呈弓步，跟痛一侧的腿在后面，切记脚跟不要抬起，这样拉伸跟腱。跟痛症锻炼方法三：用脚尖顶在墙上锻炼跟腱。

预防拇外翻最主要的就是不要穿尖头鞋和很高的高跟鞋，再有就是增强脚的锻炼。

*硅胶鞋垫可缓解跟痛症

硅胶鞋垫很软，可以减轻对脚后跟最疼地方的刺激。还有一种鞋垫，可以把足弓撑起来，因为跖腱膜受大力时，容易发生撕裂，如果这时把足弓撑起来，那么跖腱膜承受的力量就变小，疼痛也会减轻。

*冲击波可缓解跟痛症

冲击波最早是在泌尿外科应用，用来碎石的一种办法。现在骨科有专用的机器，也是一样的道理，它发出一种冲击波，来治疗跖腱膜局部的炎症。医生发现80%的患者，运用冲击波都能得到有效的缓解。做冲击波治疗时，有些人会感到有一点疼痛，做5～10分钟，冲击的次数在2000～3000次，一般每周做一次，大概4～5次一个疗程，这是一种特殊的理疗。

*严重的跟痛症患者可采用封闭治疗

如果患者的跟痛症非常严重，甚至疼得一步都走不了，医生可能会采用注射封闭的治疗方法，但往往这些患者可能过了3个月、半年以后，疼痛又再次复发。

封闭有一些副作用，可能导致跖腱膜发生断裂，所以不能反复使用，只能在严重时偶尔使用。

*反复崴脚会损伤踝关节

20%～30%的人在一次踝关节扭伤以后会反复发作，如果反反复复扭脚，就会损伤踝关节。有一些五六十岁的人到医院看病时，医生发现他的踝关节已经非常差了，

除了硅胶鞋垫可以辅助治疗跟痛症之外，理疗也能很好地治疗跟痛症。

跟痛症的治疗方法有很多，根据轻重程度医生会选择锻炼、固定、鞋垫、理疗和手术这些方式。

患有踝关节炎的患者，需要做关节的置换，或者把关节固定死。这其中很多人都是十几年前就反反复复扭脚，如果当时正确处理的话，就不会发展到关节病变如此严重的程度，所以早期正确地处理非常重要。

崴脚后大家容易忽视，认为脚扭伤没事，走一走，自我恢复即可。如果轻度的扭伤是可以这样的，但是对于严重的扭伤则需要治疗，有的时候需要打石膏、做固定。大家普遍认为只有在骨折以后才打石膏，其实不是这样的，骨折愈合以后，常常很少遗留严重的问题，其实韧带损伤引起的问题远远比骨折还严重，所以需要让它有一个恢复的过程。

* 崴脚后的四原则

第一，休息。

第二，利用尽可能的条件做冷敷。

第三，崴脚三天之内做冷敷。冷敷主要有两个作用，一是扭脚以后，韧带有撕裂，小的血管有破裂，会有出血、肿胀，冷敷让这些小的血管闭塞，让渗出减少，减轻肿胀和出血。尤其是中老年人的脚，回流不是特别好的时候，可能需要3个月、半年才能恢复，如果早期不让它肿起来，恢复就很快。二是冷敷可以止痛，不需要用药物就觉得很舒服。崴脚后的肿胀一般在前三天达到高峰，以后慢慢消退，才可以用热敷、做按摩。对于严重的损伤，要适当进行固定，比如用夹板把脚固定起来，避免进一步扭伤。严重的时候，医生还会给患者打石膏，严格地固定。

第四，抬高患肢。晚上睡觉的时候，如果脚肿起来，在脚下垫一个枕头，抬高患肢，有利于消肿。如果脚总处于下垂状态，血液回流更困难，脚的肿胀不容易消退。

* 选鞋的误区——只根据外观选鞋

第一，根据外观去选鞋。鞋除了外观的功能以外，还有其他更重要的功能，它一定要能保护脚，对脚形成支撑，这一点对于中老年人更为重要。人老了以后，穿不合脚的鞋可能就会引起疾病，因此老年人要选择合适的鞋。人老了以后脚弓塌陷，支撑力不够，脂肪垫又萎缩，这个时候如果穿一个鞋底很薄很软的鞋，就不能对脂肪垫提供任何的帮助。所以建议老年人选择鞋子时，鞋底要有一定厚度。

第二，鞋不是越软越好。鞋子该硬的地方一定要硬，很多老年人脚疼，看病的时候就告诉医生，他选的鞋是最软的，刚刚穿上软底鞋，走的时候会觉得非常舒服，但是当走多了以后，会觉得疼痛症状加重了，这就是因为鞋底太软了，对脚没有提供足够的支撑作用。

* 选鞋的误区——只根据鞋号选鞋

不同品牌厂家的鞋，同样一个鞋号，大小可能不完全一样，尤其让他人代买一双鞋的时候，选同样的鞋号，穿上以后可能会挤脚，对脚造成伤害，所以不能只根据鞋号去选鞋，最好要试穿。

生活中只根据鞋的样子或者鞋号来选鞋是不科学的。

* 选鞋的误区——高跟鞋

女性爱穿高跟鞋，有的会选择很高的高跟鞋，要穿12厘米左右，才觉得体现出女性的姿态美。其实，选择高跟鞋要根据身体的重量来定。高跟鞋常常做得前面比较窄小，虽然外观漂亮，却会对脚形成挤压的作用，造成拇外翻。

* 选鞋的误区——平底鞋

平底鞋在家里穿可以，像老北京的千层底，穿起来感觉非常舒服。有很多老年人喜欢在外面散步、健身，如果穿这种鞋，对脚提供的帮助很小，容易出现问题。

* 如何选择合适的鞋

比较推荐的鞋，鞋后跟是有一定高度和厚度的，走路过程中弯曲都是在前面有弯曲，鞋的中部最好是非常硬的，有些鞋足弓位置会放一个钢条、钢片来支撑，会取得很好的效果。

现在有很多的厂家，已经提供量身做鞋的服务，按照不同的脚形，尤其是在脚出现一些异常后，如拇外翻特别严重、足弓特别高、出现一些畸形时，医生建议还是要取一个脚模，这样穿起来是最合适的。

* 穿系鞋带鞋和尼龙搭扣鞋对脚部保健好

有些人早晨起来脚是消肿的，走了一天以后，到晚上脚就容易肿。靠什么调整呢？靠鞋带能够实现最好的调整。现在也有一些鞋，不用鞋带，用尼龙搭扣来调整，方便老年人穿，这两种都是很好的选择。

* 鞋子磨损反映脚部健康

平时走路肯定会对鞋都有磨损，鞋磨损到什么程度是不正常的？如果脚极度内翻或者外翻，内侧或外侧就可能磨得多，如果脚后跟不是很紧，靠前面吃力，前部就会磨损得多，所以从鞋的磨损也可以判断脚是否正常。

穿有鞋带或者是尼龙搭扣的鞋，可以根据脚的舒适度调整松紧，所以比较适合大家选用。另外，买鞋时，在试的时候要注意留有一个手指头的空间，不要选过松或者过紧的鞋子。

有一位 70 岁左右的老先生，每天早上坚持爬山，因为他走路很多，且有拇外翻，突出的骨头非常坚硬，一周时间就把旅游鞋磨出一个洞，但是他本身并不感觉疼。所以鞋的过度磨损，可能会反映出脚的问题。

* 鞋子有寿命 一旦老化就会失去保护功能

很多老年朋友一双鞋子穿好几年，他们觉得旧的鞋子穿着跟脚、舒服。但是这也有问题，其实在鞋的设计上是有寿命的。医生曾咨询过鞋的制造厂家，他们鞋底的材料，用多长时间合适，鞋厂方面告诉他，如果每天都穿的话，恐怕这一双鞋一年以后就不推荐再穿了，因为这种材料在穿了一年以后，它的弹性没有了，对脚的保护作用也就消失了。

> 每种鞋子的材料不一样，寿命也不同，一般橡胶底的软鞋，最好是穿一年左右就不要再穿了。

* 袜子可以避免脚和鞋的直接摩擦

现在袜子的种类太多了，有羊毛的、腈纶的、纯棉的、竹纤维的、真丝的，袜子的不同种类会对脚有什么影响吗？袜子其实在脚和鞋之间提供一个很好的保护作用，减少鞋和脚的直接摩擦，医生不提倡不穿袜子直接穿鞋的做法，容易让脚磨出水泡。

> 袜子的种类很多，但是袜子对脚部健康最大的作用是避免脚和鞋的直接摩擦。

* 人老后脚承受重量增加

别看我们的两只脚着地时面积并不大，但是当走路的时候，脚要承受的重量是人们体重的 2 ～ 3 倍，跑步的时候，脚承受的重量可以达到 5 ～ 6 倍的体重，如果是一个 70 千克的人，可能他的脚要承受 350 千克的重量。

随着年龄的增长，人们肌肉和韧带的弹性会变差，关节出现退变，体重也通常会比年轻的时候重一些，这时候脚的磨损也会加快。

* 足弓的作用

弓形的足比平足能更好地承重，从力学来讲可以举一个简单的例子，赵州桥是闻名世界的桥，它就是一个弓形结构，有一个很好的力学结构承受上面的重量。人也一样，在多年的进化过程当中，有很好的足弓结构，足弓的结构既能够很好地吸收地面的引力，也能够使脚富有弹性地把身体弹起来。可是人上了年纪以后，关节没有那么灵活了，肌肉的力量减弱，表现为足弓塌陷。脚有两个功能，第一个功能是落地的时候，吸收地面对人产生的力量，保护脊柱和膝关节，保护人的头脑，不要被这种力量损伤。第二个功能是当人们走路的时候，抬起脚时脚要锁定，才能把身体推向前，扁平足在推身体向前时没有力，所以扁平足的年轻人参军后，他们在行军的时候很容易疲劳、走不动。很多老年人在走路的时候容易疲劳，也是因为足弓塌陷了。

* 人的老化在脚部的主要表现是足弓塌陷

出现扁平足后，可能会产生四种结果：
（1）足不能坚硬，易疲劳；
（2）肌腱劳损，足内侧疼痛；
（3）足畸形，外侧疼痛；
（4）关节劳损、关节炎。

足有三个足弓，第一个足弓在足部内侧，基本上和地面不接触，它是一个弓形结构；第二个弓形结构在外侧，但是这个弓形结构不太明显；第三个弓形结构是横向的叫横弓。

自己怎么知道足弓的改变呢？有一个最简单的办法：一些老年人发现，上了年纪以后，脚越来越大，导致选择的鞋号也越来越大，这就表明足弓在改变。其实，脚不是真正的长大了，而是足弓塌陷了。

* 走路姿势与脚病关系密切

走路姿势的改变也与脚病有密切关系。走路是靠协调性，正常的步态走路时身体是对称的，用最小的能量消耗，达到最佳的步态。如果脚受伤了，比如脚痉挛，可能走路会画圈，如果脚抬不起来，步伐呈跨域步态，即走路时腿抬得很高。所以，每一种患者都会有特殊的步态。如果脚疼痛的时候，会发现很多人走路匆匆忙忙，放慢步态应该是脚后跟着地，全脚掌走路，而前倾步态走路很快，前脚掌承受的力量更多，容易引起前脚掌的疼痛。医生会建议这样的人，把走路速度放稳、放慢，一步一步走，能减轻前脚疼痛。

第二十一章

人老莫让腰先老

讲解人：海涌
首都医科大学附属北京朝阳医院骨科主任、主任医师

* 腰椎间盘突出的信号有哪些?
* 如何科学用腰、锻炼腰肌、保护腰椎?

在人类进化的过程中，最大的变化之一就是从四肢行走变成了直立行走，腰杆越来越直了。但对比人的一生，往往年轻时笔直的腰杆，到年老后就会变弯，这是什么原因导致的？怎样察觉腰椎问题，患病后不走弯路？如何巧锻炼，练出好腰杆？首都医科大学附属北京朝阳医院骨科主任、主任医师海涌为您解答。

* 腰椎间盘突出常见的临床表现

腰椎间盘突出有比较典型的表现，腰痛同时伴有明显的下肢疼痛。下肢疼痛往往是一侧比较典型的坐骨神经痛，个别情况有双侧，突出程度再严重之后，两侧神经都受压迫时就会两条腿都疼。另外就是腰椎的活动受限，不能很好地活动，出现代偿性的脊柱侧弯。再严重下去，会引起下肢的麻木、无力。因为神经受压迫以后，轻度的情况下先是产生疼痛，严重的会出现麻木，再严重就会出现无力，或者肌肉萎缩。如果有典型的表现，再加上 CT 检查、核磁共振检查，更能确切地知道椎间盘突出是腰椎哪一节，突出的程度是什么样的，压迫神经

的程度是什么样的。

* 间歇性跛行也是腰椎间盘突出的典型症状之一

有些椎间盘突出的患者，压迫神经以后，会引起走路走不了多远就无法行走了，必须蹲下来或者坐下来休息一下，然后再起来行走。出现间歇性的行走困难，称为间歇性跛行。

* 椎间盘突出根治的方法

对于椎间盘突出根治的方法，还是要把突出的部分拿掉，对于突出比较轻的，可以采取通过等离子电波或者是采用激光，把突出的部分熔化掉，与打一针封闭一样，时间很短，效果也非常好。还有一种就是用专门的椎间孔镜，把突出的部分拿掉。对于一些比较严重的、病变时间比较长的患者，如果椎间盘突出已经钙化，就可能要做开放性的手术。

* 椎间孔镜手术

进行椎间孔镜手术时，患者一般俯卧在手术台上，医生用一个零点几毫米直径的针，先通过皮肤，在 X 光引导下，定位到椎间盘突出的位置，然后逐渐地把切口扩大，最后椎间孔镜手术的通道直径是 0.8 毫米，通过很小的切口，把椎间盘突出的部分取出来。在手术当中，患者是局部麻醉，如果不小心碰到神经，患者会有感觉，感到疼痛或有触电感。以前的手术患者是全身麻醉，过程中有没有损伤不清楚，但现在能够非常直观实时地了解到患者神经的情况。把椎间盘突出的部分拿掉后，有很多患者在手术台上，就会觉得腿上的疼痛明显减轻了。

* 腰椎间盘突出的高危人群

中青年人产生腰椎间盘突出的主要原因还是跟外伤，或者是跟长期的一些引起腰椎疲劳的工作和生活方式有关。比较常见的患者群就是重体力劳动者，比如需要扛麻袋或者搬重物的时候，对身体尤其是腰椎产生很大的挤压力量，这是引起腰椎间盘突出的一个原因。另外一个就是与职业有关，比如长期开汽车的驾驶员，在驾驶的时候汽车长时间振动，会对椎间盘产生磨损，使椎间盘周围的纤维环产生疲劳以后松弛，导致椎间盘里面的髓核突出来。还有长期剧烈的活动，包括运动员，需要过度地弯腰或者伸腰，如体操运动员，需要剧烈大幅度活动腰部，也会引起腰椎间盘突出。

* 怎样搬东西才正确

搬东西这个过程是每个人都会遇到的，也是比较常见的引起腰椎间盘突出的一个原因，稍微重一点的东西，弯着腰抬，虽然省事，但压力在腰上。如果微微地蹲下去，然后再往上抬，这时候力量实际上是由腰和下肢分担了，即通过腿直立的过程，把东西抬起来，分担了腰的压力。

有些老年人经常会拎着二三十斤重的东西爬楼，如果是双手拎着还好一些，有的人是单手拎，单手拎相当于一侧用力，腰不由自主向侧方弯曲，容易对腰椎造成损伤。如果东西重一点，抱着上楼会轻松许多，靠胳膊、腹部和腰部一起把东西托起来，能减轻腰部的负担。

* 哪些锻炼能够预防腰椎病

1. 不要突然剧烈弯腰

早上刚起来不要突然直起身，经常地活动腰，如扭秧歌这样的锻炼，对腰椎是有好处的。避免突然受力，引起椎间盘周围韧带的损伤。

2. 倒走

倒走对于腰椎不好的人或者正常人，是非常好的锻炼方法。倒走的时候，人的腰部和腹部包括下肢肌肉用力的方向，都跟原来是相反的，有利于帮助腰椎放松。但要注意在小区比较平坦的路上、没有车辆的地方进行锻炼。

3. "小燕飞"

"小燕飞"比较适合年轻人。俯卧，把手自然放在
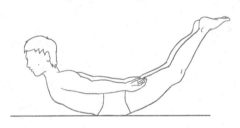
两侧，以骨盆为支点，两头向上抬起。做动作不要求抬得很高，只要腰肌绷紧维持 5 秒钟左右即可，5 秒钟后休息一下。一开始练习三五次，如果有能力可逐渐增加，这个动作可以把腰肌锻炼得强壮一些，起到保护腰椎的作用。

4. 五点支撑

五点支撑需要仰卧，把腿弯起来自然放平，头部、两脚、两肘一起用力把身体抬起来，同样不要求抬得很高。五点支撑做起来比"小燕飞"省一些力气，老年人比较

适合做这个动作。五点支撑锻炼的也是腰肌，在把臀部抬起的过程中，要把腰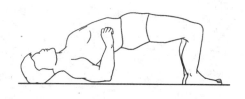部的力量和腿部的力量结合起来，同样坚持 5 秒钟放下，连续做 10～20 次，也一样能够起到锻炼腰肌的作用。

第二十二章

足不出户防"脊"病

讲解人：海涌
首都医科大学附属北京朝阳医院骨科主任、主任医师

* 颈椎疼痛就意味着患上了颈椎病吗？

* 哪些生活细节会引起颈椎疼痛？

* 哪些妙招能缓解颈椎疼痛？

颈椎告急，缘何而起？腰椎困扰，如何远离？足不出户巧锻炼，神奇方法很罕见。老人脊柱需保护，科学锻炼有帮助，颈肩腰腿不舒服，几个动作把病除。首都医科大学附属北京朝阳医院骨科主任、主任医师海涌教您足不出户防"脊"病。

* 颈肩腰疼痛　天凉更加重

天气寒冷的时候，容易造成颈部和腰部肌肉软组织痉挛，发生痉挛以后，颈椎和腰椎原有的疾病就容易发作，所以这些疾病的发作是与寒冷有关的。实际上人体所有的器官都会随着年龄的增长发生退变或者老化。颈椎和腰椎是支撑人体的脊梁，由于长期以来承受重量，老化以后，它原来的功能就会开始慢慢退化，跟它有关的一些问题就容易在老年人身上不断出现。颈椎病和腰椎病是老年人当中最容易出现的跟脊椎有关的疾病。

* 颈椎发病像中风　区别在于痛不痛

如果是中风发作，主要表现为肢体麻木和无力，不会引发疼痛。中风是脑部血管堵塞以后，引起一侧的肢体活动受限，有时候是上肢，多数情况下上下肢都有问题，一般不会有疼痛。疼痛只出现在颈部神经根受压时，此时神经的功能——感觉功能和运动功能都会受限，表现为半侧肢体不能动而且疼痛，这也是典型的神经根型颈椎病的表现。

* 生活中有哪些细节会引起颈椎病

1. 长期伏案伤颈椎，几个细节要警惕

颈椎病的原因，主要是由颈椎的肌肉、韧带、椎间盘退变造成的。现在颈椎病的发病人群已经从老年人转变为中青年。据权威机构的调查，比较了 20 世纪 80 年代和 21 世纪的主要患者群，发现患者群已经逐渐开始转向了中青年。这是为什么呢？其实这与生活方式和工作方式的变化有关系。现在，年轻人、中年人需要伏案工作，即一直在电脑前坐着，从而使颈椎、腰椎处于屈曲的状态，而正常的情况应该是从侧面看，颈椎是向前的，胸椎往后，腰椎再往前。当人们伏案工作、玩电脑或者是智能手机操作的时候，身体一直处于非生理的状态，会造成椎间盘承受的压力大，而且使椎间盘长时间承受压力。此时就会造成颈部或者腰部后方的肌肉出现劳损和痉挛，当肌肉劳损痉挛以后，就会把它应该承受的力量转化到椎间盘上，再转化到脊椎上，就造成脊椎的负担过大，导致其提前老化。

2. 车上打盹遇刹车影响大

20 年前，多数人出行方式是走路或骑自行车，现在则是开车或坐公交、坐地铁。而坐在车上时打盹，突然一刹车，颈椎、腰椎就会产生瞬间的剧烈活动，此时也会产生损伤。开车的人长期经受振动，对腰椎间盘也有一定的影响，增加了脊椎的负担。

3. 激烈运动不可大意

坐过山车时，现在的保护装置是比较完善的，人不会掉下来。但是在剧烈旋转时，它防止了人的左右摆动，却没有办法控制头部的前后摆动。向一个方向运动的时候突然转向另外一个方向，颈椎就会有剧烈的运动，很可能就在那一瞬间，颈椎小关节的韧带就有了损伤，或是脱位。但椎间盘突出往往是原来椎间盘已经有一些问题，不是突然就会造成椎间盘的突出，除非遇到特别大的外力。

＊枕头并非枕头下　放松颈部有方法

枕头，顾名思义是枕在头上，但从颈椎健康的角度看应该是枕在脖子上，在睡觉的时候，尤其平卧的时候，能够让颈椎保持一个伸展的状态。对颈椎不舒服的人来说，有一个很简单的方法，即睡前，不要枕头，横向躺，让脖子正好搭在床边上，但不要完全90度后仰，让头向后伸展一会儿，颈部的肌肉就能得到放松。

＊自创护颈小窍门——"偷窥"可防颈椎病

保护颈椎，可以做这样一个动作：踮脚站好，把脖子尽量伸长，好像往前看一样，这个姿势叫作"偷窥"，也叫作"隔墙看戏"。实际上是一个伸展颈椎的运动，此时头稍微往后仰，可以放松颈部肌肉，但老年人可能就不太适合这么做。做"偷窥"动作时感觉到颈部前方的肌肉在往上拉就可以了。

为什么年轻人有颈椎病？因为肌肉疲劳，没有办法支撑颈椎和头部。因此，平常还要练一练颈部的肌肉，包括前方的肌肉、两边的肌肉和后方的肌肉。在颈椎伸展的状态下，双手交叉放在后脑勺，且头保持略微向后仰的状态并向后用力，胳膊向前用力，使脖子后面的肌肉得到锻炼。反过来手顶着额头，头向前用力，手与之对抗，前方的肌肉就得到了锻炼，然后往左，再往右。每个方向都是对抗5秒然后放松，能起到锻炼颈部肌肉的作用。

把手放在后脑勺上，两个大拇指扣在后脑勺，脖子向后仰，手往上拉——有点像牵引的状态，往上拉不一定要用很大的力气，有一个向上牵引的作用即可，用来放松后方的肌肉。以上是颈部肌肉的锻炼方法。

另外一个锻炼颈部的活动，叫作"米字操"，实际上就是用头来写"米"字。慢慢地向前低头，下颌尽量往前，尽量接触到胸部，然后再慢慢向后仰，之后回到原位，然后向左，再向右，再旋转360度，先用力，再放松，用力和放松交替，让颈椎的活动度处在一种比较自如的状态，肌肉也能够得到锻炼。

＊充气牵引效果虽好　有些患者却用不了

有一种充气式的颈椎牵引器，它可以起到牵引颈椎的作用，也不会造成损伤，因为患者本身可以调节撑开的力量，气打得越多，牵引力越强。但是感觉到颈部在往上拔即可，千万不要过度牵引。

对于神经根型颈椎病、椎动脉型颈椎病或者交感型颈椎病,牵引的方法都有一定效果,但是一般不建议脊髓型颈椎病的患者进行牵引。因为脊髓型颈椎病压迫了脊髓,如果过度牵引,可能会造成压迫移动,增加压迫的范围,有可能加重病情。

第二十三章

冬季骨折　应对有方

讲解人：海涌

首都医科大学附属北京朝阳医院骨科主任、主任医师

* 骨折的主要原因是什么？

* 预防骨质疏松的方法有哪些？

* 日常如何应对不同部位的突发骨折？

* 不同部位骨折的治疗方法有何不同？

　　冬季骨折易高发，莫要忽视危害大。单纯补钙不可取，综合治疗壮筋骨。首都医科大学附属北京朝阳医院骨科主任、主任医师海涌，为您传授应对骨折的妙方。

* 冬天是骨折的高发季节

　　冬天在一年四季当中对老年人是比较危险的，一是因为气候较为寒冷，还会下雪，路面滑。二是冬天人们穿得比较多，相对笨拙一点，不灵活，老年人的反应会慢一些，在这种情况下容易摔倒。三是老年人的骨质是疏松的，这也是导致老年人容易出现骨折的原因，而在冬天由于地滑和行动不灵活，老年人则更容易因摔倒而骨折。

* 健康的骨头和骨质疏松的骨头有什么不同

　　如果在电子显微镜下看骨头，骨头实际上是由一根

一根的骨小梁交叉组成的，就像房梁一样。健康的骨头，骨小梁是非常致密的，基本上是比较规则的。但是骨质疏松以后骨头里的骨小梁就变得非常疏松，而且有可能是不连续的，是间断的，它的坚强程度可想而知就会差得多。

* 老人骨折莫忽视　影响健康危害大

老年人最常见的三个骨折的部位，一是手腕，二是大胯，三是脊椎。老年人出现了骨质疏松或者骨折以后，会有什么样的危害呢？

在美国，每年由于老年人髋部骨折造成老年人卧床，在半年之内死亡的案例发生率高达 30%。这是由于大胯骨折或者是脊椎骨折以后，人不能活动，卧床后，由于不活动，饮食不好，食欲不振，营养不良；卧床后，疼痛使咳嗽、排痰等动作都变得困难，同时会引起肺部感染；在床上大小便会导致尿路感染，这一系列因素都会使老年人的身体状况急速下降。所以目前对于七十岁以上的老人来说，胯部骨折和脊柱骨折是导致老年人死亡的第二大原因，仅次于心脏病和脑血管病导致的意外。

* 预防骨质疏松　多种方法需并行

预防骨质疏松，第一是要补钙，第二是要促进钙吸收，第三是要防止钙丢失。补钙，可以到商店里去买各种各样补钙的药品，有液体的、有片剂的、有冲水喝的，这些基本上都可以满足补钙的需要。但是很重要的一点就是要促进钙的吸收。促进钙吸收可以从两个方面着手：一是要晒太阳，通过光学的作用，让体内的维生素 D 产生活性。二是服用一些维生素 D 来促进钙的吸收。除此之外，还需要减少钙丢失。要减少钙丢失就需要用药，一般到正规医院，医生都会给患者开对症的药物进行治疗。而且这类药物每年至少应该吃 3 个月才会起作用。

此外，适当的运动也是很重要的，因为适当的运动可以让骨骼一直在承受一定的压力。慢走、小跑、游泳，或者老年人比较容易做的活动，如打门球、舞剑、太极拳等。

* 巧用日常物品　应对突发骨折

1. 手腕骨折

围巾或者大家平常戴的头巾、丝巾都可以在手腕骨折时应急。骨折的时候，要尽量保持患处不动，拿一个纸板或者是一本书托在下边，然后放在胸前，用丝巾等系上，肘关节呈 90 度角左右即可。

2. 大胯骨折

大胯骨折没法捆绑，但还是要保持固定的状态，不要动。此时一定要让受伤的人平躺下来，仰卧。最好是脚尖朝上，从而不会引起大胯周围大血管的损伤，也预防因错动以后引起的剧烈疼痛。

3. 脊椎骨折

脊椎的骨折也要平卧，尽量不要让身体扭曲，搬动的时候也要平着把患者移到担架上，避免引起骨折的错位，从而加重损伤。

* 骨折的治疗方法

1. 手腕骨折

绝大部分的手腕骨折都可以采用保守治疗，前提是要在第一时间到医院就诊。受伤后尽快到医院去，由专业的医生给骨骼复位，然后打上石膏固定。需固定 4 ～ 6 周的时间才可以拆掉，骨头基本上就长好了。但是也有少数情况，比如骨头不是断成两截，而是粉碎性地断了好多截，就诊时还不做手术，选择固定，这样骨头虽然愈合了，但是关节缝是错位的，以后手腕会出现经常性的疼痛，所以如果没有办法通过保守的方法让骨头复原时，还是要接受手术。

2. 大胯骨折

应该在确定患者的身体状况可以经受手术的情况下接受手术治疗，要避免长期卧床给老年人带来的生活质量的急剧下降。

3. 脊柱骨折

脊柱骨折是因为骨质疏松以后脊椎在一节一节逐渐压扁。年轻的时候一米八，二十年后可能一米七都不到了，因为椎体逐渐地压缩。此时不一定要接受手术治疗，但是如果不小心绊倒，或者扭了一下，腰背或者胸后突然疼痛，要到医院检查，当出现压缩性骨折时，就要进行手术治疗了。对于老年人来说，这类治疗是非常简单的，采用一种微创的手术，即通过皮肤放进一个小管道，用气囊把压缩的椎体撑起来，然后打进骨水泥，就像用钢筋水泥打桩子一样，把骨头恢复原状，让骨头变得坚强，不会再出现骨折，而且没有疼痛。

第二十四章

健康"腰"当先

讲解人：海涌
首都医科大学附属北京朝阳医院骨科主任、主任医师

* 哪些不良的生活习惯导致了腰椎间盘突出的高发？
* 腰椎间盘突出的治疗误区有哪些？

　　根据一项调查显示，每个人一生中都会出现腰痛的情况，而产生腰痛的原因非常复杂，像腰椎间盘突出、腰椎椎管狭窄、腰肌劳损、腰椎滑脱等，都会导致腰痛，如何区分不同病因导致的腰痛？腰椎间盘突出有哪些诱因？首都医科大学附属北京朝阳医院骨科主任、主任医师海涌为您解答。

* 什么是腰椎间盘突出

腰椎间盘突出的主要症状除了腰痛之外，还有腿痛、腿麻、无力；严重的会出现行走困难甚至是大小便异常。

　　腰椎间盘是在每两节腰椎之间的一个盘状结构，它起到缓冲椎骨间压力的作用。如果由于外伤或者其他原因，椎间盘出现问题，逐渐从椎间盘膨出演变到椎间盘突出，一旦突出的椎间盘进入椎管压迫神经，就会出现疼痛。如果突出的部分完全脱离椎间盘，进入到神经的通道，就叫作椎间盘脱出。只有当突出的部位有神经通过并且压迫神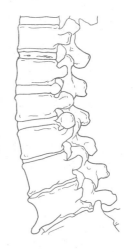

经时，才会引起疼痛。

* 腰椎间盘突出的常见诱因

腰椎间盘容易突出的因素，主要有以下几个：

第一，疲劳。疲劳不一定是做了多么剧烈的运动或是多么重的体力劳动，比如坐的时候，身体是挺直的，腰是向前轻度地弓起的，坐的时间长了以后，腰会弯下来，腰椎长时间处于一种弯曲的状态，就会使椎间盘的压力增大。椎间盘是在腰椎的前方，向前屈的时候，受到的压力就会增加，向后时压力就会减小。

第二，开车。现在开车的人越来越多，开车也会引起腰椎间盘的疲劳，因为开车时有意无意地总是向前探身握着方向盘，使腰椎处于轻度向前屈曲的状态，也会使腰椎间盘受到损伤。

第三，受寒。如果腰局部经常受到寒冷的刺激，也可能会出现腰的损伤。

第四，外力。突然受到外力进而导致腰椎损伤。

* 高跟鞋、大背包　腰椎间盘杀手

小杰是高跟鞋的忠实拥护者，漂亮的她穿上高跟鞋之后，双腿更显得修长。除了高跟鞋，小杰还很喜欢背时尚的大背包，可是她却不知道，高跟鞋、大背包，这些她最爱的时尚装备正在伤害着她的腰椎。

专家提示

穿上高跟鞋后会使身材显得挺拔，但如果鞋跟太高，脚就会向前倾斜，人体的重心也向前倾斜，此时腰椎就需要通过向前轻度地弯曲来保持平衡。再加上又背了不良坐姿、长期开车、受寒、突然受到外力、穿过高的高跟鞋、背大背包等这些都容易使腰椎受到损伤。

一个很大的包，重量就增加了，易使腰椎受到损伤。而斜背着包使得腰椎左右两侧承受的力量不均衡，也是导致椎间盘突出的比较常见的原因。所以日常生活中，穿五六厘米之内的高跟鞋问题不大；如果鞋跟超过10厘米，跟太高就会对腰椎造成影响。另外要尽可能减少背比较大的包，如果一定要背，最好是用手拎着，而且左手和右手要交替拿，让两侧的腰肌和腰椎处于比较均衡的受力状态，减少腰椎间盘的劳损和腰椎间盘突出的发生。

＊ 正确搬重物　保护腰椎

搬重物很容易把腰扭伤，所以要掌握正确方法：先蹲下，再将身体向前靠，搬起时借用腿的力量，使椎间盘承受最小的压力，起到保护腰椎的作用。

＊ 腰椎间盘突出的治疗误区

第一，腰腿疼不算病。椎间盘突出导致的腰腿疼，如果没有及时正确的治疗，会使椎间盘突出加重，引起下肢的无力、麻木、肌肉的萎缩、大小便异常的问题，会给生活和工作带来非常大的影响。

第二，椎间盘突出很难治。实际上，椎间盘突出如果明确诊断了，无论是采取保守治疗方法还是手术治疗方法，治疗得当的话，成功率和优良率都在95%以上，椎间盘突出并不是不可治疗的。

第三，只要是腰椎间盘突出就很严重。一些患者找医生看病，说自己的椎间盘突出很厉害，因为CT报告上面写着，腰椎第几节膨出或者突出。实际上拍片子、做CT、核磁共振看到的椎间盘突出，并不意味着疾病很严重，当椎间盘突出引起腰痛、腿痛、腿麻时，才能说明确实有问题了。

还有一个比较常见的误区，也是医生在出诊过程中经常会遇到的，有些患者椎间盘突出，一直腰痛腿痛，从报纸上看到一种偏方，就赶紧去治疗。但是每个人的情况不一样，没有一种治疗方法是全能的，所以不能盲目地相信某一种方法；也不能认为手术不好、比较危险，就任由椎间盘突出压迫神经，不及时采取治疗。

对于腰椎间盘突出，应该到正规医院及时地去采取适合自己病情的治疗方法。

* 腰椎间盘突出的保守治疗

腰椎间盘突出的保守治疗分为三部分：第一是牵引，医院一般都有专门的牵引床，通过在腰部和腋下施加一个牵拉力，起到缓解症状的作用。第二是热疗，通过改善局部的血液循环，对疼痛起到一定的缓解作用，可以让椎间盘突出以后压迫神经造成的损伤通过血液循环的改善得到一定的恢复。第三是药物治疗，是保守治疗中非常重要的一部分。神经受压以后会产生炎症，可以吃一些消炎药，而神经受压以后发生了损伤，要用一些营养神经的药物和消除水肿的药物来进行治疗。

* 腰椎间盘突出的手术治疗

如果疾病经过了一段时间的保守治疗，比如治疗已经持续了半年，牵引、药物、各种理疗都试过而病情不见好转的情况下，就要考虑手术治疗了。近些年科技进步非常快，在治疗过程中可以采取微创的治疗方法。比如通过穿刺针，把很细的针头直接放到椎间盘突出的部位，通过射频或者是激光，使椎间盘突出的部分消融掉（把它变成气体或者液体），对神经根的压迫就减少甚至消失了。经过手术治疗的患者一般在手术第二天或第三天就可以出院。对于年轻人来说，程度比较轻的、还没有钙化的椎间盘突出，可以通过手术把突出的软组织气化掉。

除此之外还有一种手术方法，是把椎间孔镜从后背插入人体，医生在屏幕下进行操作，把突出的椎间盘取出来，损伤也是比较小的。该手术方法适合于治疗已经钙化的、比较大的椎间盘突出。

如果再严重，比如椎间盘已经脱出，椎骨之间的椎间盘已经没有了，则需要把脱出的部分完全拿出来，然后在两节椎骨间塞上骨头，打上钉子。该方法是针对比较严重的疾病采取的治疗。

另外还有一种情况，椎间盘本身出了问题，可以置换椎间盘。椎间盘突出进行关节置换以后，患者可以保持正常的弯腰活动，也尽可能地减少对关节正常活动的影响。

80%腰椎间盘突出的患者都可保守治疗，使症状得到缓解。如果保守疗法无法缓解病症，患者就需要手术治疗了。目前微创手术技术成熟，成功率也很高。

第二十五章

运动与脊椎关节保健

讲解人：海涌
首都医科大学附属北京朝阳医院骨科主任、主任医师

* 倒走锻炼能减轻脊椎错位吗？

* 老年人游泳是否需要讲究泳姿？

* 扭腰器是否适宜老年人健身？

* 登山、爬楼梯会磨损关节吗？

老年人除了注意预防骨质疏松之外，还要注意保护脊柱和关节。走路、游泳和登山，哪个有利于老年人的脊椎关节？老年人进行哪些锻炼是比较合适的，又有哪些活动不能做？首都医科大学附属北京朝阳医院骨科主任、主任医师海涌，教您如何通过正确的运动来锻炼脊椎关节。

* 倒走锻炼帮助脊柱错位恢复

走路、散步对老年人来说是非常好的运动方式。原因如下：第一，走路的时候会不由自主地挺胸抬头向前看，这样可以让身姿比较挺拔。第二，腰部在用力时腿部也在用力，而且走平路时各个关节承受的冲击力都是比较小的。所以建议老年人在饭后或者早上，能够进行半个小时以上的快步走。

近些年，专家们逐渐发现倒走也有特殊的作用。人在倒走的时候，腿的用力和腰的用力跟正常向前走是相反的，这种情况下，会使原来向前错位的脊椎能够向后一点儿，

长期坚持下来对脊椎会有好处。尤其是一些人腰椎管有狭窄且向前错位，做了倒走锻炼后，症状会有所减轻。

* 老年人游泳需讲究泳姿

除了走路之外，老年人比较合适的活动就是游泳。游泳的四种姿势：自由泳、蛙泳、蝶泳和仰泳中，蛙泳和仰泳是比较适合老年人的。蛙泳时，整个身体、四肢的活动幅度都是均匀的，无论是上肢还是下肢，都是采取对称的、平衡的活动。而且在游泳的时候，颈椎是向后伸的，腰是向前挺的，可以避免由于过度扭曲或者剧烈屈曲造成的对于脊椎关节的影响。仰泳的时候要把身体使劲向后仰，对驼背，特别是骨质疏松造成脊椎骨折形成的驼背有一定好处。

* 扭腰器不适宜老年人健身

扭腰器对于老年人来说是不合适的。第一，老年人的韧带老化了，关节活动度有所下降。第二，老年人的脊椎骨和其他部位的骨头已经出现了骨质疏松，再扭腰会增加受伤的风险。如果活动后出现腰疼的情况，要高度警惕是不是出现骨质疏松性骨折。因为老年人的关节韧带已经松弛了，过度扭腰可能造成肌肉、韧带损伤或者小关节错位。

老年人如果在扭腰后出现持续的腰疼，要高度怀疑是否出现骨质疏松性骨折。

* 登山爬楼梯磨损关节

很多老年人觉得登山或者上下楼梯等活动，能够增强心肺功能。但是，这样的活动会增大骨关节的磨损。人在走平路的时候，骨关节受力是最小的，但爬楼梯或者是登山时，膝关节和髋关节处于弯曲 45 度左右，受力是最大的，此时反复进行锻炼，就有可能增加骨关节的磨损。

老年人需要像补钙一样来补充软骨素。软骨素是人体必需的，是骨关节当中软骨的主要成分。年轻人和中年人不需要补充软骨素，但 60 岁以上的老人就需要了。食物当中也含有软骨素，比如动物的软骨、排骨、肋骨等，也有一些补充软骨素类的药物，它们的作用都是修复软骨、防止或者延缓骨关节软骨的磨损，一般建议要服用 3 个月以上。

60 岁以上的老年人应该补充软骨素，软骨素既可以通过食物补充，也可以通过药物补充。

* 学做脊椎保健操

第一个动作，"隔墙看戏"，尽可能地踮着脚尖，腰、脖子要往前挺，在踮脚尖的同时，腿部的肌肉是绷紧的，一次动作不要超过 5 秒钟，连续做 10 次。

第二个动作，"米"字操，就是用头写一个大米的"米"字。让头部活动，向前向后，向左向右。双手自然下垂，双脚分开与肩同宽，然后慢慢地向前低头，让下颌顶到胸部，让颈椎做最大限度地向前弯曲，然后再慢慢向后仰，仰到最大程度，基本上能看到正上方，然后回到中立的位置，再向左歪头，尽量够到肩膀，同样的方法再做右侧，最后，向左、右各转 360 度，让颈椎充分活动。

"隔墙看戏"动作要领：踮起脚尖，立起脚后跟，躯干拉直，脖子伸长，下巴往上抬。这个动作相当于把脊柱拉直，做自我牵引。

* 腰椎保健

五点支撑法，患者可平躺在床上，以头部、双肘和双脚为支撑点，使劲向上挺腰抬臀，保持 5 秒左右，然后恢复平躺的姿态。在起身的时候，腰肌是绷紧的，可

"米"字操动作要领：双手自然下垂，双脚分开与肩同宽，头部慢慢向前弯，直到下巴顶到胸部，然后依次向后仰，向左弯、向右弯，最后回到中间，向左、右再各转 360 度。

以让腰部的肌肉增加张力、增加紧张度。腰椎的肌肉紧张度高了，自然就挺起来了。腰椎只有向前挺出弧度，才是标准姿势。

第二十六章

抓住关节里的"老鼠"

讲解人：鲁英
首都医科大学附属北京友谊医院骨科主任医师

* 莫名摔倒暗藏怎样的健康问题？

* 关节里的"老鼠"从何而来？

* 预防关节鼠有哪些办法？

　　都说人老腿先老，人上了年纪，腿脚就爱出毛病，腿脚不好，带来的第一个问题就是容易摔倒。也正是因为摔倒，很多中老年人就再也没能站起来。所以中老年人一定要注意腿脚的保护，那么我们的下肢都容易出现哪些问题呢？我们又该如何强健下肢的骨骼和肌肉呢？首都医科大学附属北京友谊医院骨科主任医师鲁英为您解答。

* 频繁摔倒问题大

　　张女士自从 2008 年开始，就有一个毛病，即走路爱摔倒，而且每次摔得都很蹊跷。身边的人问起她摔倒的原因时，张女士却总是有理由，不是砖头绊的，就是道路不平。虽然张女士并没把经常摔倒当回事儿，可是家里人却很担心，因为有一次她竟然在亲人眼皮底下从楼梯上滚了下去。而且张女士渐渐发现，自己不光是摔倒那么简单，她的腿开始疼痛，有时候晚上睡觉翻身都很困难，必须要抱着腿才能转身；行动也越来越不方便了。

张女士终于按捺不住，到医院做了一系列检查，医生告诉她，她的腿里边长了关节鼠，对她的行动造成了很大的影响。

专家提示

关节鼠是老百姓对关节内游离体的俗称。它来自于一些病症，比如外伤以后，骨关节、骨软骨、骨刺脱落，卡在关节缝隙里，在活动的时候，脱落物就会造成运动障碍、疼痛，有的老年人就很容易摔倒。

* 抓住关节里的"老鼠"

张女士关节里的关节鼠既可以进行手术治疗也可以进行保守治疗。年龄有点大的她，立刻选择了保守治疗。她还认为，只要少摔倒就能缓解病症的发展，为此她尽量少出门、少走路，可是结果并不如她所愿，她的腿疼依旧很频繁。忍受不了痛苦的张女士再次来到了医院，医生指出，关节鼠是可以慢慢变大的，较大的关节鼠会对关节造成新的损害。医生建议她进行关节镜微创手术。即在病变关节处打 2 ~ 4 个直径不到 1 厘米的小孔，放入关节镜，探查清楚后，用微创器械将关节内游离的关节鼠取出。手术以后，张女士每天都按照医生教授的方法，坚持康复训练，她的腿也在渐渐恢复。

专家提示

关节鼠造成的绞索除了会让人摔倒，对关节也有很大的影响，它能给关节滑膜造成损伤，产生炎症性疼痛。治疗关节鼠，一般有三种方法。第一种方法，如果发作不频繁，或者游离体不多，可以采取保守治疗方法，即活动的时候多注意一下，不要过多扭转，或者少做爬山等强硬的动作；

关节鼠可能带来的症状就是绞索致人摔倒，除此之外，关节鼠绞索对关节的影响很大，会造成关节滑膜损伤，产生炎症。所以发现自己频繁摔倒或关节炎症时，一定要考虑是不是关节鼠所致，尽早去做相关检查。

第二种方法，如果关节鼠个数比较多，或者发作比较频繁，则可以做微创手术，即在关节镜下将它取出来；第三种方法，患者既有关节鼠，同时又伴有严重的骨性关节病时，则需要做人工关节置换。

* 关节鼠是怎样产生的

关节鼠的发病率在老年人中比较高，特别是 65 岁以上的老年人。因为很多中老年人都患有退行性的骨关节疾病，而关节软骨的退变、剥脱给关节鼠的形成创造了条件。所以中老年人一定要重视退行性的骨关节病。

* 如何预防骨性关节炎

要想预防骨性关节炎，首先要了解它的诱发因素。骨性关节炎的形成既有全身的因素，也有局部的因素。全身因素包括体重过大、遗传等；局部因素，即关节的活动过多，比如体力活动过大、外伤、一些特殊的炎症、局部受凉等。所以，需要从以上方面着手预防。

预防骨性关节炎，要控制体重，减轻关节的压力磨损；避免长期站立和长距离的行走，尤其是爬山；要避免感染等；还要特别注意关节的保暖问题，特别是膝关节，因为膝关节比较表浅，周围没有太多肌肉包裹，一旦受到寒冷的刺激，就容易导致关节内的血管收缩，造成营养不良，容易发生退变。

第二十七章

刺骨的疼痛

讲解人：沈惠良、曹光磊

沈惠良　首都医科大学宣武医院骨科主任、主任医师

曹光磊　首都医科大学宣武医院骨科副主任医师

* 如何判断髋关节是否异常？
* 哪些原因会导致股骨头坏死？
* 如何科学运动保护关节？

双腿刺骨的疼痛，究竟是何原因？腿疼的病因却不一定在腿上，还有哪种意想不到的原因会导致腿疼？首都医科大学宣武医院骨科主任、主任医师沈惠良与首都医科大学宣武医院骨科副主任医师曹光磊带您揪出疼痛的元凶，教您如何远离关节的伤害。

* 检查髋关节的常规动作

夏女士的双腿越来越不灵便，疼痛甚至使她无法正常行走，一瘸一拐地迈上一个台阶都要用上全身的力气。她来到了医院骨科。经过医生的检查，基本确定了夏女士病变的部位。根据她的疼痛症状，医生认为她的腿疼并不是简单的问题，那么夏女士的腿到底怎么了呢？

专家提示

因为腿疼而去医院检查时要做几个常规动作。首先是走一走，看看走路的步态，有没有跛行。其次是做下蹲的

动作，能不能完全蹲下去，看一下髋关节的屈曲、屈髋和外展是否正常。夏女士当时活动已经不太自如了。因为她内旋活动不好，髋关节疼痛点的地方也有压痛，和正常人已经明显不同，所以医生重点怀疑是髋关节出了问题。

* 髋关节的病变会导致剧烈疼痛

髋关节也叫球窝关节，它可以做任何方向的活动，比如屈、伸、收、展，还可以做旋转。如果出现病变，有两种可能：一个原因是骨头里边出现了压力的变化。因为骨头是封闭的，骨头内压发生变化也可以导致不舒服。另一个原因是刺激滑膜。人体所有的活动关节都是滑膜关节，而滑膜关节上神经末梢特别丰富。有病变以后，神经末梢受到刺激，反应到大脑里则表现为疼痛。疼到一定程度以后，会弥漫性放散，再加上代偿性动作，人就会感觉到整条腿都在疼，甚至感觉到髋后臀部也疼，是一种难以名状的疼痛。

* 测测您的髋关节是否健康

出现了明显的胯部（髋关节附近）疼痛时，比如躺在床上一动不动也很疼，而下地行走时疼痛明显加重，此时就要重视了。可以做一些简单的自我测试，比如下蹲，反复做几个，感受一下疼不疼，或者是疼痛的程度有没有加重；可以躺在床上，把腿完全伸直，轻轻地抬起30度左右，此时如果胯部疼痛明显加重，则需高度怀疑髋关节有问题。

* 严重的坏死会让股骨头塌陷

为了进一步确诊，夏女士进行了核磁共振的检查，结果被诊断为股骨头坏死二期，采取保头手术治疗有机会保住股骨头，可是她并没有考虑手术治疗的方法，而是选择了吃药。从确诊到 2007 年 3 月，一年多的时间里，她尝试了服中药、吃西药、按摩等方法，病情不但没有好转，反而快速进展着，连自己穿袜子都成了问题，最后连自理能力都丧失了。这令夏女士意识到情况的严重性，于是她再次来到了医院。此时夏女士的病情已经发展为双腿股骨头坏死三期，医生建议她选择进行置换髋关节的手术来重新恢复正常行走能力，否则就可能导致严重的生活障碍。

专家提示

股骨头坏死三期四期是非常严重的。冠心病最严重的后果是心肌梗死，简单理解则是为心脏供血的血管堵塞，心脏得不到血液供应，导致心肌坏死。梗死的范围很大，可能患者无法挽救；梗死的范围小，通过及时去救治，可以恢复过来。类比股骨头，如果坏死的范围比较小，还是可以修复的；范围比较大，如超过了股骨头整个体积的 1/3，此时如果修复得慢，就会发生一个问题——股骨头可能会塌陷。

* 人体骨头靠血液来滋养

人体的组织之所以能正常存在，是离不开血液的供应的。正常人的器官和组织都是有血液供应的，血管是呈网状的。但是股骨头的血运是比较独特的。首先是位置上，在股骨颈基底位置形成了一个环，从环上发出很多细小的血管，紧贴着股骨颈位置，像藤蔓一样，逐渐蔓延到股骨头和股骨颈的交界区，深入骨头里面，滋养股骨头。股骨头的血运主要是来自上述方面。该区域血管的网络不是很发达，在正常情况下供血是没有问题的。一旦因为某些原因，比如骨折、里边的血管某支堵塞了，或者由于压力增加，造成一些血管闭塞，某个区域的血液供应就会一下子减少，周围的血管不能及时提供补充，所以股骨头就容易发生缺血，甚至坏死。

* 导致股骨头坏死的原因

激素是人体内必不可少的一种物质，离开了激素，人是无法生存的。引起股骨头坏死的激素，是肾上腺糖皮质激素。强的松是较为常见的肾上腺糖皮质激素类药物。激素在使用过程中，可能会造成股骨头坏死，但是有一些病在治疗时是离不开激素的。而且也不是所有的人服用激素后都会发生股骨头坏死。

用激素以后，如果股骨头能发生缺血性坏死，那么其他部位也可以发生，比如说膝关节和踝关节。但是股骨头与其他关节不太一样，它很小，承受的重量是人体体重的好几倍，在这么小的范围内承受体重好几倍的压力，受的压强就特别大，所以有些问题马上就会表现出来。在股骨的远端或胫骨的近端也会发生骨坏死，但是问题不突出，很长时间内也不会造成严重的不良后果。所以虽然同是股骨头的缺血坏死，但表现出来的程度是不一样的。

外伤也会引起股骨头坏死。外伤一般分为创伤性的和非创伤性的。所谓的创伤性，即髋关节受伤，比如老年人比较常见的股骨颈骨折。非创伤性最常见的是酒精性股骨头坏死。有研究表明，如果长期大量饮酒，按照40度的白酒计算，每天在200毫升左右，维持4年以上，

> 股骨头坏死要及时治疗，如需手术就立刻进行，不要让股骨头坏死更严重。

发生股骨头坏死的概率是正常人的 10 倍左右。

* 严重的股骨头坏死需要置换人工关节

股骨头坏死的治疗首先要看能不能保住股骨头。如果到了三期，就只能置换关节了。医生能采取办法、采用手段治疗的，必须是股骨头处在还没有塌陷的阶段。若是塌陷以后再人为支撑起来，也没有太大作用。

为了延长人工关节的使用寿命，主要的办法就是用好的材料，因为好材料比较耐磨。另外就是手术要做得好，人工关节稳定，才能用较长时间。一般认为，用目前比较好的材料做成的人工关节可使用 15 年以上。

* 老年人术后康复是关键

一般做完手术后，患者在进行康复时是用助行器来辅助自己行走的，一般住院 7 ～ 10 天即可回家。回家以后患者需要观察一些情况，比如要注意伤口有没有问题，如果是糖尿病患者，则要注意控制好自己的血糖，防止伤口感染。过 6 周左右，患者就可以离开助行器正常行走了。对于老年人来讲，做完手术后情况正常，恢复得也很好，是完全可以脱离拐杖行走的。但是老年人最怕的就是摔伤，因为再受伤之后，其他的部位可能会发生骨折。拐杖能给老年人的安全提供一个很好的保障，建议术后老年人患者使用。

在术后的 3 ～ 6 个月之内，有一些动作是不能做的，比如不要坐比膝盖低的椅子或者沙发，要坐得高一点，不要跷二郎腿，不要让两条腿交叉等。

术后患者需要借助助行器行走，要防止再次摔伤。并且要注意坐高一点的椅子，不可将双腿交叉。

* 关节保护在于合理的运动

关节在使用的过程中不可避免要产生一些磨损，怎样避免这些磨损的程度加重？首先要控制体重，其次运动要适度，经常听到许多人说"生命在于运动"，但从骨关节角度来讲，这句话应该改为"生命在于合理的运动"。任何过度的活动，都会造成关节的磨损。关节和内脏一样，都是有寿命的，过度的使用和反复的磨损，会损害关节的寿命。再有，老年人的腿、膝盖经常会有一些问题，比如骨性关节炎，这类患者不适合做比如长跑、爬楼梯或是反复蹲起这类运动。如果必须要运动的话，可以做些简单的运动，如遛弯，但是距离不要太长。如果场地合适的话，可以游泳。游泳时人体的重力被水的浮力抵消了，此时下肢的关节受力是比较小的。

第二十八章

举步维艰的关节

讲解人：沈惠良、曹光磊

沈惠良　首都医科大学宣武医院骨科主任、主任医师

曹光磊　首都医科大学宣武医院骨科副主任医师

　* 膝关节骨性关节炎术后如何进行康复训练？

　* 您知道日常生活中哪些做法会伤害膝关节吗？

　　耄耋老人和疼痛共处了五十余载，病情越来越重令他寸步难行。手术可以将顽疾消除，他是否选择放手一搏？首都医科大学宣武医院骨科主任、主任医师沈惠良与首都医科大学宣武医院骨科副主任医师曹光磊带您解密 90 岁老人举步维艰背后的真相。

* 什么是膝关节骨性关节炎

　　吕老先生 90 岁高龄，从 40 岁开始他就一直被腿疼困扰着，到后来，两条腿越来越弯，中间几乎就是一个圆圈，走路也越来越费劲，就算走个 20 米的距离也要用上几十分钟。出门已经变成了他的奢望，这让他心里很不好受，他非常渴望找到治疗他腿疼的办法。

专家提示

　　骨性关节炎主要发生在软骨上，正常人的膝关节中有大约 2 毫米厚的软骨。软骨出了问题，多是由于退行性变，所谓退行性变实际上就是随着年龄的增长老化，软骨发

生了磨损。病变的发展由轻到重可以分为一、二、三、四期。到了四期以后，关节间隙不是变窄，而是近乎消失。软骨基本上没有了，走起路来不是软骨在接触摩擦，而是骨与骨摩擦，此时感觉会非常不舒服，严重的还可能伴有膝内翻或膝外翻的畸形。

* 高龄老人能手术治疗膝关节骨性关节炎吗

手术即将进行，术前的各项检查结果很好，符合手术的条件，但家人有一些不同的意见，毕竟老人将近90岁了，这么大岁数手术肯定有风险。高龄老人能进行膝关节置换手术吗？

专家提示

对老年人来讲，做手术肯定是存在一定风险的，主要是因为老年人年龄逐渐增大，身体机能也在逐渐衰退，同时，老年人或多或少都会伴有一些内科疾病。相较年轻人，老年人手术的风险更大。进行膝关节置换手术，比较好的年龄是在65~70岁。一项专项研究表明，老年人术前的心肺功能、营养状况、体力状况，包括以前曾经合并一些神经系统功能的疾病等，对于手术后的结果有着明显的影响。简单来讲就是之前合并的慢性病越多，手术的风险就越大。因此能否进行手术，关键取决于老年人身体状况的综合评价，而不是年龄本身决定的。

* 膝关节骨性关节炎术后要进行康复训练

2009年10月30日，吕老先生被推入手术室。3小时后，膝关节置换手术后的康复训练对于患者的再次行走至关重要，康复跟不上会使膝关节功能不能完全恢复从而造成畸形残余，所以患者术后应保持积极的心态，配合康复训练。

常规假体成功置入了他的右膝部，手术顺利完成。11月16日，吕老先生又接受了右侧全膝关节置换手术。出院回家后，他在儿子的帮助下进行抬腿训练，并用沙袋按压膝关节，功夫不负有心人，多年畸形的双腿明显直了，并从开始需要用助行器逐渐过渡到不用帮助正常行走。

专家提示

像吕老先生这种情况，有他的独特性，因为他已经畸形四五十年了，虽然通过手术，医生把他的腿完全调直了，术后要是功能康复跟不上，仍有可能会造成畸形的残余，这种畸形的残余往往会导致术后的行走功能受到影响。

膝关节骨性关节炎的致病因素主要有，过度使用关节，如长期从事繁重体力工作或运动过度；体重超标，过度肥胖。

*膝关节骨性关节炎要早发现、早治疗

如果膝关节骨性关节炎能早期发现、早期认识、配合正确治疗，就不会发展到要做膝关节置换的程度。其实膝关节骨性关节炎在人群当中是比较常见的，膝关节变形的人或者步履蹒跚的老年人很多。这些人当中有相当一部分患的是膝关节骨性关节炎，它的患病因素有很多：超生理地使用关节，长期从事重体力劳动，体重超重等对膝关节都有很大危害。

膝关节骨性关节炎的患者群中，只有约5%的人需要手术治疗，建议在出现轻微症状时及时就诊，在医生的指导下用药减缓病情的进一步发展。

*膝关节骨性关节炎只有约5%的人需要手术治疗

每当面临手术的时候，很多患者就会说，能不做就先等一等吧，直等到后来实在疼得受不了了才去做手术。如果在疼得受不了之前就去把手术做了，结果会不会好一点？

虽然膝关节骨性关节炎的患者是很多的，占老年病

的比例也很高，但真正需要做关节置换手术的人不超过5%。

* 怎么判断自己膝关节是否有问题

如果下蹲后站起来时经常感到膝关节很吃力，或者是卜蹲后感觉疼痛，不愿意下蹲，并且经常出现膝关节疼痛，尤其是在较长距离行走以后疼痛明显；上下楼梯困难；关节僵硬，尤其是在椅子上坐的时间长了以后，一起来不能马上走，要站起来活动活动，晃晃腿，过一会儿才能走；关节经常肿，有时候肿胀伴有疼痛，等等；出现以上情况，有可能就是膝关节骨性关节炎早期或中期的表现。

判断膝关节骨性关节炎，医生会进行股四头肌紧张试验。大腿前方的肌肉叫股四头肌。医生会让患者躺在床上，把腿伸直放平，伸直的时候保持放松，用一个手的虎口掐住膝盖，向下、向后推，并让患者使劲把腿伸直，如果产生明显的疼痛，就表示该关节可能有问题。医生还要检查髌骨有没有摩擦感，并且询问患者有没有蹲着时间长了以后需要扶一下才能站起来的情况。

* 日常生活中哪些做法会伤害膝盖

爬山、反复爬楼梯不是适合老年人的健身方式，虽然这些运动对心肺功能有好处，但是对膝关节有伤害。对中老年人来说，剧烈地或频繁地、过度地使用膝关节屈伸，这类活动或者锻炼方式对膝关节都是不利的。

第二十九章

走出狭窄的绝境

讲解人：沈惠良、张庆明

沈惠良　首都医科大学宣武医院骨科主任、主任医师

张庆明　首都医科大学宣武医院骨科主任医师

* 什么是椎管狭窄？
* 腰椎椎管狭窄该如何治疗？
* 哪些动作最伤腰？

十余年的腰痛折磨着一位八旬老人，让她苦不堪言。是何原因让她患上如此严重的腰病？这种疾病有什么早期信号？首都医科大学宣武医院骨科主任、主任医师沈惠良与首都医科大学宣武医院骨科主任医师张庆明为您解答。

* 什么是椎管狭窄

1998 年的冬天，罗女士照常出门买菜，走着走着忽然觉得腰痛，自己的左腿也一阵疼痛发麻，她赶忙找个地方坐下来休息，过了一会疼痛才逐渐消失，因为没有再疼也没有在意。直到 2005 年，罗女士走路时感觉腿部疼痛的情况又开始了，而且还越来越频繁，有时走个三五百米就要坐下歇歇，后来是走十几步就得停下休息。而且原本只有一条腿疼的她，现已变成了两条腿都又麻又疼。罗女士开始担心是不是自己的身体出了什么问题。2007 年冬天，罗女士来到医院骨科就诊。经过初步检查，医生怀疑罗女士的腰椎出现了问题，建议她做 X 线摄影检查。结果很快

出来了，医生判断她的情况是腰椎椎管狭窄引起的腿疼。

专家提示

罗女士的疾病属于滑脱性椎管狭窄，她的问题出在椎管上。脊柱的中间的管腔叫作椎管，椎管滑脱时管腔变窄，每一节椎体之间如果有错动的话，神经就会受压，它所支配的下肢就会有疼痛的感觉。患者在走一段距离后就会腰疼，或者疼痛往下肢窜。一般情况下患者在弯腰蹲下或者坐一会儿后症状又缓解了，走一段后又出现上述症状，医学上称为间歇性跛行。

* 怎么治疗腰椎椎管狭窄

罗女士本想着用保守治疗来减缓疼痛，不想进行手术。但是她的腿脚越来越不听使唤，别说照顾老伴了，就连自己走路都困难。为了老伴，罗女士开始考虑接受手术治疗，但这个决心一下就是两年。直到2009年6月，83岁的罗女士才被推进手术室，医生为她进行了腰椎管减压内固定椎间融合术。3小时后，手术顺利完成。

专家提示

实际上，腰椎椎管狭窄需要通过手术来治疗的患者，只占很少一部分。大多数人还是采用非手术的办法，比如适当服用药物，辅助理疗的办法，对缓解病痛也是有比较大的帮助的。只有少数非常严重的患者才考虑进行手术。80岁以上的老年人做手术肯定是有风险的，术前要有一个比较全面的、客观的评估。主要评估患者的心肺功能、凝血功能、内分泌等全身的综合情况，看患者适不适合做手术，而且麻醉科也要把关。另外，医生也要评估患者腰椎的疾病是不是严重到了一定要用手术来解决。如果这两个评估都是肯定的，既是病情需要，身体又能够耐受，才能安排手术。

* 患上严重的腰椎椎管狭窄的原因

罗女士从小就有个爱好——骑自行车，也因为骑自行车摔过很多跟头，有一次摔倒令她记忆深刻。中年时期的她有一天急着回家做饭，想着孩子们还在家里饿着，心急如焚的她把自行车蹬得飞快，一不留神就连人带车狠狠摔在了地上，当时疼得站不起来了。那么她曾经的受伤经历，是否为她的腰椎疾病埋下了祸根呢？

专家提示

发生腰椎椎管狭窄的原因有以下几个：一是退变，比如椎间盘的老化、韧带的增生、骨刺的增生，最后挤压到椎管里压迫到了神经。二是滑脱，包括假性滑脱、脊柱的真性滑脱，即骨折造成了错位。三是外伤，很严重的外伤造成的骨折，压迫到椎管中。四是特殊的骨病造成的窄狭。罗女士就是反复的外伤加重她腰椎的负荷，加速腰椎退变，再加上常年反复的劳动负荷，多种原因综合，造成了她的病变。运动对骨骼的密度、强度是有帮助的。一般情况下，人在50岁以后，尤其是女性在绝经期以后就开始出现骨质疏松了。如果年轻时骨量存积足够，峰值骨量高，骨质疏松的情况就会轻一些。罗女士本身比较注意保健，服用一些抗骨质疏松的药物，对她骨质强度是非常有帮助的。

从医生的角度讲，不太推荐70岁以上的老年人骑自行车。骑自行车有两个先决条件，一是自己有信心，认为自己可以骑。二是四肢比较敏捷，反应比较灵活。如果想骑自行车，但是四肢不敏捷、反应不灵活，遇到紧

反复的外伤可能会加重腰椎的负荷，加快腰椎的退变。同样，常年反复的劳动负荷，也可能造成腰椎的病变。骑自行车运动需要反应灵活，不适合70岁以上的老年人，尤其是腰椎有问题的老年人。

急情况处理不好，很容易造成损害。即使有能力骑，医生也不推荐高龄老年人进行这样的运动。但是小区里摆放的类似骑自行车的健身的器械，可以选一些适合的练一练。

* 什么动作最伤腰

抬重物会伤腰，所以抬重物之前，对物体的重量要有思想准备，因为肌肉在没有任何保护准备的情况下，容易造成腰椎损伤。两个人抬同一个重物要特别注意，此时如果突然有一个人使不上劲松手了，还在坚持的另一个人腰就非常容易受伤。

* 腰椎椎管狭窄的早期信号

第一种情况是看行走的距离，行走 1000 米以上，即两站地左右，如果出现腰腿疼痛的症状，情况还不是特别严重，可以通过自己调整运动量来缓解症状。第二种情况是走不了 1000 米，走二三百米，甚至走 100 米就反复出现腰、腿的放散痛，一般情况下就需要到医院看病了。第三种情况是走不了 100 米，在 100 米之内患者就会出现腰和腿的放散痛，有的人走四五十米，甚至走二三十米可能就不行了，此时就属于非常严重的腰椎椎管狭窄。除了看行走的距离外，还可以看行走的时间。日常生活中一般人可能会遛弯、买菜、逛商场，一般能坚持一个小时以上，对生活影响不是很大。如果走不了一个小时，只能走半个小时到一个小时，可能就对生活有一些影响，需要进行检查，让医生给出建议，做一些适当的调整。走不了半个小时就出现症状，可能就是严重的椎管狭窄，医生一般会建议患者做彻底的治疗。

第三十章

练出来的老年病

讲解人：齐强

北京大学第三医院骨科主任医师

* 什么是腰椎椎管狭窄？

* 腰椎椎管狭窄的保守治疗是什么？

* 有哪些原因会造成腰椎椎管狭窄？

退休生活刚刚开始，本应享受生活，腰痛却让人苦不堪言。病魔侵袭，每个人都有可能面临同样的困扰。锻炼会练出什么腰椎问题？北京大学第三医院骨科主任医师齐强，帮您解决锻炼带来的不良影响。

* 腰椎间盘突出的症状

56 岁的汤女士，性格活泼开朗。退休后，她就把大量的时间放在了参加文艺活动当中。2010 年 5 月，汤女士因为要参加一个舞蹈比赛，开始排练，就在排练的过程中，她感到自己的腿就像过电一样。汤女士觉得可能是太劳累的原因，也就没有在意。可是这样的情况却愈演愈烈。上街买菜的时候，还没走到 50 米就得坐下来休息。慢慢地，她连扫地这样简单的家务活也不能做了。汤女士其实早就有一些症状。原来还在上班的时候，她就经常会感觉到腰疼，尤其是坐久了酸疼的感觉就会特别明显。但是只要休息，在床上躺一躺，不到 20 分钟的时间就又恢复了，所以汤女士并没有重视她的不适症状，有了跳舞比赛还是照样参加。到医院检查后，医生确诊，汤女士患上了腰椎椎管狭窄。

专家提示

由于椎间盘的突出，尤其是中老年人，韧带变得肥厚，加上增生的骨刺，使椎管变得狭窄，从而挤压到神经，导致一系列症状。腰椎椎管狭窄症最常见的表现是走路走不长，而且腰骶部还会经常疼痛，出现下肢的麻疼、酸胀，甚至由于椎管狭窄太严重，有的人会出现大小便的功能障碍。

* 腰椎间盘突出的治疗

这次看病，让汤女士找到了导致腿疼的罪魁祸首，此时她的腰椎椎管狭窄已经压迫了神经，必须马上进行手术。但是因为汤女士害怕做手术，所以她并没有听从医生的建议，而是回到家中，进行保守治疗。情况稍有好转，她还继续参加舞蹈队的排练。但一段时间后，她的症状却越来越严重，最后发展到连大小便都有些控制不了了。

专家提示

在医院诊断出是腰椎间盘突出的时候，一般都先采取保守治疗，即卧床休息。同时，配合一些药物、热敷以及减少活动进行治疗。有些患者还会做牵引按摩，但是一定要根据患者自身的病情来决定要不要做按摩，如果病情比较严重就不适合做，做了反而可能会加重病情。

在保守治疗起不到作用的时候就要采取手术治疗。手术的原理是疏通椎管内发生的梗阻。手术是非常精细的，因为它牵扯到神经，一般需要 2 个小时左右。

腰椎间盘突出首先考虑保守治疗，同时配合药物、热敷。如果保守治疗没有效果，就要采取手术治疗。

* 造成腰椎间盘突出的原因

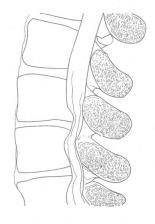

第一，腰椎间盘突出与生理上的老化有关系，一般的腰椎椎管狭窄与年龄密切相关，高发年龄是中老年。第二，腰椎间盘突出还跟劳累有关系，如果原来从事的工作是体力劳动较多，则比较容易发病。第三，外伤，比如突然摔了一下，或者搬重物扭了腰，即在之前的腰椎老化的基础上加重了病情。第四，有些锻炼不适合腰椎间盘突出患者，老年人有时候锻炼的量太大或者锻炼的幅度掌握得不好，就有可能发病。第五，腰椎间盘突出还跟天气有关系，像冬春交替等比较寒冷的时候，受凉容易让原有炎症反应加重。

导致腰椎间盘突出的原因与年龄、劳累、外伤、运动不当、受凉等有关。

* 如何预防腰椎间盘突出

预防腰椎间盘突出，首选的锻炼方式是散步，可以慢走或者快走，另外，游泳也可以保护关节。现在小区内都有锻炼器械，在应用器械的时候一定要掌握度。其中有一种器械叫腰部锻炼机，只有在腰部没有出现不适的时候才能用其锻炼。器械当中还有股四头肌锻炼器，如果有腰腿疼或者坐骨神经痛的患者，要尽量避免用这种器械锻炼。

如果本身有腰腿疼或者坐骨神经痛的老年人，要尽量避免使用股四头肌锻炼器械以及腰部锻炼机。

第三十一章

化解腰部危机

讲解人：齐强
北京大学第三医院骨科主任医师

* 腰椎间盘突出为何会牵连双腿？

* 预防腰椎间盘突出有哪些细节需要注意？

青春年华的他，为何步态形如老人？探究病情，老年疾病为何会出现在他的身上？面对病魔，他将何去何从？北京大学第三医院骨科主任医师齐强为您揭秘疾病背后的隐情。

* 腰椎间盘突出会压迫下肢神经

腰椎间盘突出的症状首先是腰骶部疼痛，一般患者出现腿疼之前，腰痛会长期反复发作，还有的人特别容易闪腰。所以腰疼、容易闪腰，都是椎间盘突出的症状。常见的比较严重的首发症状是会引起坐骨神经痛，具体表现是下肢酸胀或者疼麻。有的患者情况特别典型，疼痛就像放电一样一下子串到了腿上。还有久坐、久站或者剧烈活动之后，腰和腿不舒服的症状会变得越来越厉害。还有人甚至出现脊柱的变形，即从后面看腰椎弯了。

* 腰椎间盘突出的治疗方法

腰椎间盘突出，首先是进行保守治疗。保守治疗主

腰椎间盘突出症会压迫下肢神经，从而出现由臀部到大腿，再到小腿的放射性疼痛。腰椎间盘突出症主要表现在腰部，但是久站久坐，剧烈活动后腿部串麻，以及腰椎侧向弯曲也是其症状的表现。

腰椎间盘突出症的治疗方法有药物治疗、热敷、牵引、按摩及手术治疗。其中牵引按摩治疗一定要慎用。

要包括卧床休息、服药。卧床休息是非常经济而且有效的办法。吃消炎止疼的药物、营养神经的药物、活血的药物可以帮助改善局部的症状。其次可以采用热敷的办法缓解疼痛。很多腰椎间盘突出症患者会去做牵引按摩，此时一定要慎重。腰椎间盘已经完全脱出的严重情况就不适合做牵引按摩了。

* 造成腰椎间盘突出的原因

久坐、搬重物、受凉、外伤、肥胖及老化都会导致腰椎间盘突出。

椎间盘突出并不是中老年人的专利，现在发现该病发病人群有越来越年轻化的趋势。随着现代办公方式的改变，电脑几乎成了人人都在用的东西。常使用电脑的人几乎都要久坐，坐得太久也是诱发腰椎间盘突出的原因。力学测试表明，人在坐着的状态下，椎间盘承受的压力是最大的。就像车胎一样，超载的话车胎就容易受损，而腰椎受损椎间盘就会跑到后面神经的通道里面，压迫神经。还有一个原因就是搬重物，长时间从事体力活的人是该病的高发人群。此外，受凉、外伤、肥胖、老化都会导致腰椎间盘突出。

* 如何预防腰椎间盘突出

预防腰椎间盘突出可以戴护腰。腰肌劳损或者受伤之后，腰椎的力量比较薄弱，临时佩戴护腰是有好处的，因为它能提供外力，支撑腰部来从事一些活动。但是护腰不要经常戴，否则腰背的肌肉就会依赖它而变得越来越"懒"。护腰里面有一个硬硬的钢片或者铁片，支撑的力量是很大的。如果经常戴着它，肌肉就不工作了。所以在出门、坐公交车或者容易被人磕碰的时候可以戴护腰。在家正常起居的时候，尽量不要戴。

　　从预防的角度来说，腰椎间盘突出的患者要定时休息，避免受外伤和受凉。在手术半年后才可以进行剧烈运动，这样可以减少复发。

第三十二章

我的痛在哪里

讲解人：孙宇

北京大学第三医院脊柱外科主任医师

* 颈椎病到达何种程度需要手术？

* 神经根型颈椎病是否要进行手术治疗？

* 颈椎病是否与受凉有关？

到底都有哪些原因会导致颈椎衰老？锻炼颈椎有办法，如何操作效果佳？哪些信号能透露出颈椎病的类型和程度？什么类型的颈椎病一经确诊就要及早手术？如何通过简单的方法自我判断颈性眩晕？北京大学第三医院脊柱外科主任医师孙宇为您详细解答。

* 椎间盘疾病分为膨出、突出、脱出三个不同程度

人到了 30 岁以后就开始逐渐出现老化。颈椎问题轻一点叫作膨出；问题稍微严重一点（即局部膨出比较明显）叫突出；如果椎间盘外层的纤维环完全破裂，里面的髓核都掉了出来，就叫作脱出。

膨出、突出、脱出，是不同病变进展到不同阶段的表现，脱出是最严重的情况。

椎间盘向正后方的脱出压迫了脊髓，此类情况 80% 都会导致脊髓型颈椎病，表现为四肢不完全瘫痪。

椎间盘出现病变后，程度最轻的叫膨出，再严重一点叫突出，最严重的是脱出。

* 神经根型颈椎病的原理

颈椎周围的结构非常复杂，它可以影响到不同的神经结构，影响到神经根的颈椎病就称为神经根型颈椎病。人的脊髓好比是树干，分出的分支医学上叫作神经根，每一个阶段都有不同的分支，最后组成外周的外经。神经根型颈椎病是颈椎病中最常见的类型，在颈椎病中发病率在 60% ～ 70%。还有一种是脊髓直接受到压迫变形而造成四肢不完全瘫痪的情况，叫作脊髓型颈椎病。

* 骨质增生与神经根型颈椎病关系密切

脊椎最上端是颈椎，中间的一大段是胸椎，最下面一段是腰椎。随着年龄的不断增长，椎间盘逐渐出现老化，椎间高度丢失，因此连接椎间盘周围的韧带也就松弛了，人在正常低头、仰头、转头的时候，韧带就会受到过度的牵拉，就好比一摞纸盒子，周围捆的绳子稍微松一点，纸盒子之间就会出现晃动，这种不断的晃动医学上叫作不稳定。由于连接骨与骨、关节与关节之间的韧带不断受到牵拉，韧带附着在骨的地方就会产生微小的创伤，人体有自然的修复功能，最终的反应是多长骨头，让骨头强壮一点，久而久之就形成了骨坠。所以神经根型颈椎病不一定都有椎间盘突出或者椎间盘脱出，慢性形成的骨质增生也可以压迫神经根产生症状。

* 神经根型颈椎病的早期信号

神经根型颈椎病的症状是多种多样的。早期的时候有一些特殊性的症状，第一种症状叫作放射性的疼痛，也就是俗称的串着痛，即疼痛可以从脖子串到一侧的手指，也可以串到双侧的前臂。第二种症状是上肢感觉到无力，力量感不强，有些地方甚至会出现早期的肌肉萎缩。第三种症状是白天什么不适都没有，但是夜间频繁地麻醒，即睡着了以后手麻到醒过来。这种情况偶尔出现一次不要紧，但是频繁出现就可能是颈椎出问题了。第四种症状是当颈椎处于某个特定姿势时，身体就好像触电了一样，会产生肢体的放射性麻木或疼痛，此种感觉叫过电感。严重的时候甚至全身都有过电的感觉。再有一点是经常感觉到肩背部不适的时候，就要警惕了。因为某些神经根支配的区域可以是后背，甚至可以反射到前胸的部位，所以当感觉到肩膀，特别是两个肩胛骨肩胛缝持续产生疼痛、酸胀的感觉的时候，也要到医院检查。

* 脊髓型颈椎病的症状

脊髓型颈椎病意味着颈椎长了骨刺或者是椎间盘突出，压迫了颈段的脊髓而产生了颈段脊髓以下所支配的四肢的麻木无力。严格意义上讲，脊髓型颈椎病不能采用牵引治疗，做了的话反而会使病情加重。

患脊髓型颈椎病，有些患者的症状是下肢麻木，有些患者是上肢麻木。除此之外还有一个更重要的细节，即精细动作开始出现问题。

胸腹部会有紧束感，就像是胸或肚子上勒了一根皮带，有被捆紧了的感觉。束带感也是脊髓型颈椎病最常出现的一个症状。

括约肌功能障碍，括约肌主要是指膀胱括约肌。脊髓型颈椎病发展到一定阶段就会出现控制大小便的能力变差。比如内急的时候一分钟都不能等，到了卫生间后又会出现排尿困难的情况，则是括约肌功能障碍。对于老年患者来讲，相对出现较多的情况就是便秘。原来一天一次的排便习惯变成了三五天一次，而且非常费力，也是脊髓型颈椎病的表现之一。

* 颈椎病手术需要根据颈部状况决定

人的颈椎由于退行性变化的程度不一样，因此局部的具体状况也不一样。为了适应不同的具体状况，科学家设计了很多不同种类型的人工椎间盘，就像汽车轮胎一样，不同的路况要用不同的轮胎，如果是冬天就要换成雪地轮胎，夏天就要换上防滑轮胎，到了沙漠就需用专用的沙漠轮胎，虽然都叫轮胎，但还是有不同类型的。椎间盘使我们可以低头，可以仰头，可以左右转头，还有压缩的功能来吸收震荡。但是做颈椎病手术要求椎间盘周围不能有任何的骨质增生，只是单纯的椎间盘脱出。

* 神经根型颈椎病多数不需要手术

神经根型颈椎病是颈椎病中最多见的一型，并不是所有的颈椎病都需要手术，它跟脊髓型颈椎病不同，脊髓型颈椎病一旦确诊，为了避免脊髓出现不可逆的损害必须要尽早手术。而神经根型颈椎病，80% 以上都是可以通过非手术方法治疗的，非手术治疗包括休息、理疗、牵引、按摩以及药物治疗。但是，所有上述治疗的目的都是消除神经根受到的刺激而产生的症状，不可能消除生长出来的骨刺，也不可能使突出的椎间盘还纳，所以非手术治疗只是缓解症状从而达到临床治愈的目的。

* 人工椎间盘置换

人工椎间盘置换是把有问题的椎间盘给打磨掉，然后把一种两端为钛金属、中间是硅胶的人造椎间盘填充到打磨后的位置并且固定住，使它和相应的椎骨长在一起。人工椎间盘除了灵活性好之外，使用寿命也是永久的。

任何人造器官都是在模拟人体器官的功能，人工椎间盘也是一样。装进去后它可以代替患者原来的椎间盘，并行使其功能。最主要的功能就是保持颈椎的活动。同时它也避免了以往治疗颈椎病的融合术带来的由于上下相应阶段增加而出现的过度老化、过早老化的情况，医学上把上述情况叫作继发性的退行性改变。

* 人工椎间盘置换手术的术后恢复

手术的术后恢复速度和质量取决于：

第一，及时的手术。患者发现了自己的症状以后，就要马上看医生。及时安排手术，解除脊髓的压迫，脊髓的功能就能迅速地恢复。因为在最初阶段脊髓的损害还是可逆的，如果拖的时间过长就会影响功能的恢复。

第二，神经功能的恢复。手术后虽然解除了压迫，但并不能帮助神经恢复，它只能解除导致神经症状的一些压迫的因素。所以术后还需要服用一些药物来帮助神经进行恢复。在医生的指导下进行功能锻炼也是非常重要的。

第三，禁止吸烟。患有脊髓型颈椎病的患者不能吸烟。一支香烟所含的有害物质可以使微小的血管痉挛 4 个小时。若一天吸 6 支烟的话，脊髓几乎就是长期处于一种缺血的状况。如果脊髓长期处于缺血的状态，脊髓功能是很难恢复的。

脊髓型颈椎病患者手术后，除了服用药物和功能锻炼之外，还需要戒烟，因为一天吸 6 支香烟就会让脊髓 24 小时处于缺血状态，长此以往脊髓功能就很难恢复了。

* 颈椎病都是低头惹的祸

正常人在直立的时候，颈椎的曲度像英文字母 C，中间的那一段有个生理曲度。长时间低头，就会使颈椎处于一种长期的反弓状态。在该状态下，后方的肌肉长期受到牵拉，就会出现劳损。当它支撑不住头部的时候，大部分的重量则会作用在前面的椎间盘上。椎间盘长期受到高负荷的应力作用就容易过早地出现磨损、老化，最终导致颈椎病。

* 颈椎病是否与受凉有关

长时间的受凉会导致肌肉痉挛，在医学上叫作肌肉筋膜炎，有人称为肌肉风湿。长时间受凉产生的肌肉的持续性痉挛，会增加颈椎间盘的负荷，最终可能诱发颈椎病，所以受凉与颈椎病是有一定关系的。

* 实验证明长期在湿寒环境下易诱发颈椎病

关于长期处于湿寒环境下是否会诱发颈椎病，曾经做过一组实验。实验把小白鼠分成两组，一组正常饲养；另一组把小白鼠放在温度为 18 摄氏度的地方，而且空调不停地吹，同时定期喷水雾，让它长期处于一种湿和凉的环境中。经过一段时间的饲养后，研究者发现两组小白鼠有了明显的不同。长期受风受寒受湿的这组小白鼠颈椎出现了明显的退行性改变。所以说受凉、长期贪凉可以诱发颈椎病是有科学依据的。

一般情况下，写字楼或者公共场合的空调温度应该设置在 26 摄氏度或者以上。

长期在潮湿、寒冷的环境下会诱发颈椎病，夏天如果用空调，最好把温度设定在 26 摄氏度以上，避免因为受凉而诱发颈椎疾病。

预防颈椎病的第一点是避免长时间低头。第二点是不要靠在床上或沙发上看书看电视，因为这样对颈椎损害非常大。第三点就是项背肌的锻炼。

* 颈椎病的预防

第一是避免长时间低头。低头包括伏案、写作、玩电脑、打游戏、玩麻将、做手工、织毛衣、钩东西等，甚至于厨房做饭做菜、洗衣服等也包含在内。任何需要低头的动作持续的时间过长都是不好的。

第二是不能够长时间地靠着床上和沙发上看书、看电视，这是大家容易忽视的。有的人回到家里习惯于靠着沙发看电视，看着看着人就越躺越往下，还觉得挺舒服。殊不知该动作跟长时间低头是一样的，会对颈椎造成伤害。

第三是要进行项背肌的锻炼。

* 睡对枕头　护好颈椎

高枕头对颈椎是非常有害的。俗话说高枕无忧，但实际上高枕头对颈椎的危害是极重的。若是枕头很高的话，头窝在高的位置上睡觉，就和白天长时间低头没有任何区别。不枕枕头同样也有害。正常的颈椎有一个生理的前突，像拱桥一样。仰卧的时候，如果不枕枕头，脖子后面是空的。睡着了，肌肉就会放松，在重力作用下拱形就会变扁，其结果是颈椎生理曲度丢失，甚至于平直。此时，颈部的肌肉、韧带和椎间盘受到的负荷是一种长期的非生理性的负荷，长期下来会对颈椎的椎间盘造成损害，所以高枕和不枕枕头都是不科学的。

我们睡觉时最好把枕头拍出一个高坡枕在颈部，而这个高度最好与肩膀的宽度一致，这样就能起到保护颈椎的作用。

那使用颈椎枕就没问题了吗？颈椎枕的重点不在于枕头的形式，而在于形状，它的形状和颈椎的生理曲度是一致的。颈椎枕有两个坡，一个高坡一个低坡，正常情况下高坡是放在脖子后面的。仰卧的时候，高坡应该正好能够托起颈椎，而侧卧的时候，高坡正好跟颈椎旁边的弧度是一致的，所以颈椎枕的高度应该以人的肩宽为准。

现在市面上有很多颈椎枕，不一定非要花很多钱买专用的枕头，家里常用的荞麦皮枕头就很好。可以把它拍成颈椎枕的形状，让它的高度跟肩膀的宽度一致，并且可以随时调节，还可以定期清洗，既实惠又方便。

* 功能枕不宜长时间使用

现在市面上有各种各样的枕头，大部分的枕头都是参照医院的理疗原理来做的，一般医院的理疗每次治疗的时间都控制在30分钟之内，所以买这种枕头睡30分钟之内可能对颈椎有治疗作用，但是把它当夜间睡觉的常用枕可能就不合适了。

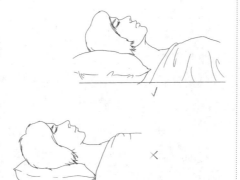

* 民间高招能否预防颈椎病

三种民间护颈高招，哪个能得到颈椎病专家的青睐？

最适合练米字操的情况是什么呢？如果我们低头伏案工作一两个小时，或者是旅行回来，在车上坐的比较累，此时是可以做一下米字操的，但是动作要慢。每组运动做3～5次，过多非但不能起到保护颈椎的作用，反而会使颈椎周围的韧带和软组织受到不断的

米字操、鹤抬头不宜多做，每组3～5次就可以了，因为过度的锻炼反而会使韧带受损加速颈椎退变，导致各种症状的出现。爬行锻炼虽然能起到加强颈椎锻炼的目的，但是大家还需要根据自己的实际情况进行选择。

牵拉而劳损。米字操不需要真正地用头写一个米字，比如说伏案工作一两个小时后就可以缓慢地低头，仰头，向左弯，向右弯，然后向左转，向右转。动作要慢，但是尽量到位。

鹤抬头也是有一定作用的，特别是向前再往后的动作，它实际上是锻炼颈椎的柔韧性。但还是次数不宜多。运动一般不宜超过 5 次。因为在运动过程中椎间盘和周围的韧带还有后方的肌肉都可能受到损伤。另外，要根据年龄设定运动量。30 岁、50 岁、70 岁的人颈椎韧带的柔韧性是不一样的，不能说今年 60 多岁了还非要像 30 岁时一样运动，是不合理的，因为韧带的弹性变弱了，过度的活动只会使韧带和骨连接的地方受到损伤，加速颈椎退变而出现骨刺。

爬行锻炼有一定道理，因为这是回归自然的一种运动。人类的老祖先类人猿最开始是四肢行走的，那个时候它没有颈椎病。在爬行的时候，维持头平行的主要是颈椎后方的一个韧带，叫作项韧带。项韧带在马的身上最明显，马鬃下面一条很粗很硬的锁条就是项韧带。四蹄动物的项韧带特别发达，于是它就能够承受住整个头的重量。人直立起来以后，重量就向椎间盘传递了，因此项韧带也就慢慢退化了，所以椎间盘就容易出现过度磨损的情况。

* 通过触摸了解颈部肌肉是否发达

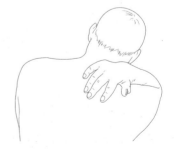

脖子比较细肌肉不发达的人，更容易患颈椎病。要是外观看起来正常，就

需要通过触摸头颈交界的凹陷处来看是否能摸出骨头，如果能摸出来说明患颈椎病的风险大，需要做项背肌的锻炼。

* 项背肌锻炼还您一个健康颈椎

上身直立，坐姿站姿都可以，双手交叉放在后脑勺最鼓的地方，之后双臂尽可能向后展开，头略微后仰。姿势做到位后会感到脖子后方的肌肉是紧张的。维持上述姿势，然后手向前顶住头，头向后顶手，两边对抗，持续顶 5 秒钟，然后放松。20 次一组，一天做 3～4 组。该方式的锻炼医学上叫作肌肉等长收缩抗阻锻炼，是提高肌肉力量最迅速、最行之有效的方法。

* 各种容易混淆的眩晕

在临床上有很多头晕的患者，他们的眩晕跟颈性眩晕是类似的。跟颈性眩晕最容易混淆的第一种疾病是老年人的脑供血不足，症状往往发生在五六十岁以上的老年人身上。第二种是一种耳鼻喉科的疾病，叫作梅尼埃病，而梅尼埃病的特征性症状是头晕的同时还伴有强烈的耳鸣。第三种是眼科的症状。如果有近视眼、远视眼或者屈光不正，也会产生头晕。还有一些患者的症状是头晕的同时伴有心慌、胸闷或者是血压忽高忽低，这种情况往往和心脏的疾病有关系。眩晕虽然是一个常见的症状，但是根据不同的病因，有不同的治疗方法。

测试颈性眩晕最简单的方法，就是做 30 次的低头、仰头动作，如果过程中出现头晕、恶心、视力模糊就要怀疑是否是颈性眩晕。

* 颈椎运动负荷试验

判断颈性眩晕的方法：上身直立，低头，仰头，一秒钟一下，连续做 30 下。如果出现了不舒服的症状，请立即停止。

* 颈性眩晕的特点

颈性眩晕的典型特征：一是眩晕出现与颈椎屈伸活动密切相关，二是注意力不容易集中，三是容易出现视力模糊。

颈性眩晕的特点很明显。第一个是它跟颈椎的屈伸活动是密切相关的。长时间低头或者突然仰头的时候，觉得头嗡的一下发晕，这是一种常见的症状。第二个是成天觉得头脑昏沉沉的，好像睡不醒的感觉，脑子记不住事情，注意力也不容易集中。第三个是觉得视物不清，好像眼睛蒙了一层雾，使劲揉搓眼睛还是看不清楚，这也是颈性眩晕的特征性表现。

第三十三章

摇摆的腿疼

讲解人：关振鹏

北京大学人民医院骨关节科主任医师

＊ 髋臼发育不良会有哪些严重的后果？

＊ 人工髋关节置换的原理是什么？

＊ 髋关节置换术后应该注意些什么？

＊ 儿童如何发现髋关节发育问题？

资料显示，髋臼发育不良在我国的发病率为 0.6%，现在对新生儿的筛查中，其中一项就是髋关节检查。根据调查，50 多岁的髋关节骨性关节炎的患者当中，有 25% ～ 50% 是由髋臼发育不良引起的，因此早期治疗髋臼发育不良尤为重要。北京大学人民医院骨关节科主任医师关振鹏带您认识髋臼发育不良。

＊ 先天性髋臼发育不良的症状

张女士在一家私企工作。从高中开始，同学就经常拿她走路的姿势开玩笑，因为她走路的时候总是左右摇摆，同学都说她像小企鹅。当然这种玩笑都是善意的，生性活泼外向的她根本没放在心上，而且还觉得小企鹅这个外号挺可爱的。可是到了 2009 年，原本活泼的张女士却开始郁郁寡欢了。一天，她走的路有点多，在上楼的时候突然觉得大腿根疼痛难忍。每上一个台阶，都感觉髋关节部位像被针扎一般。这个突如其来的情况让她饱受痛苦。

出现腿疼后，张女士怀疑自己患的是风湿，结果并没有查出来什么问题。于是她每天只能忍着疼痛走路，实在疼得厉害了就吃几片止疼药。结果一天晚上，张女士竟然在梦中被疼醒，这时候她才觉得问题可能没有那么简单。于是她第二天赶紧来到医院骨科，接诊的医生建议她去做X线摄影检查。当医生看到张女士的片子后，大吃了一惊。她的情况属于先天性髋臼发育不良。

专家提示

就像张女士一样，先天性髋臼发育不良最早出现的症状就是鸭子步，走路摇摆，有时候伴有疼痛。主要是因为髋周的肌肉力量开始变得薄弱导致的。病情逐渐发展严重了也会出现疼痛。但还有一种情况是髋臼发育不良却一直都不疼，只是摇摆，那就是髋骨完全脱位，一直脱到了髂骨上面，只有当脱位磨出一个假的髋臼来才会感到疼痛。

* 通过检查可以发现髋臼发育的问题

第一，看小孩出生后的臀褶。小孩臀部的皱褶如果很深，说明发育好，如果浅的话可能就有问题。第二，出生后可以做一些试验，把小腿往前拽一拽，如果孩子有往远挣的动作或者有一些弹响，说明可能发育得不是特别好。此时就需要做X线摄影检查，股骨头的骨骺有一个象限，是在脱位的象限里还是在真正的臼里边，能够很明显地看出来。

先天性髋关节发育不良，最典型的症状是走路左右摇摆，腹股沟周围疼痛，肢体变短，还有关节活动受限。

* 髋臼发育不良早期可以矫正

髋臼发育不良早期是可以通过矫形纠正的，比如
2～4岁，可以通过戴矫形肢具、打石膏固定或者做一个
简单的手术把它纠正过来。

人工髋关节置换是指用生物相容性和机械性能良好
的金属材料制成一种类似人体骨关节的假体，通过手术
的方法置换被疾病或损伤破坏的关节面，其目的是切除
病灶，缓解疼痛，恢复关节的活动与原有的功能。

髋关节发育不良会
在儿童时期体现出
来，如果还处于生
长发育时期，可以
采用矫形等手段进
行纠正，如果到了
晚期则需要做人工
髋关节置换。

第三十四章

莫名其妙腿短了

讲解人：关振鹏

北京大学人民医院骨关节科主任医师

* 什么是股骨头坏死？

* 引起股骨头坏死的常见原因是什么？

* 外伤骨折是否会引起股骨头坏死？

* 股骨头坏死的症状是什么？

根据有关数据统计显示，股骨头坏死的总发病率在逐年上升。而长期受酒精刺激和使用激素致病的患者占到股骨头坏死患者中的 57% 以上，外伤导致的髋骨骨折也是老年人常遇到的问题，它也可能引发股骨头坏死。该如何远离股骨头疾病呢？北京大学人民医院骨关节科主任医师关振鹏为您解答。

* 什么是股骨头坏死

股骨头坏死，目前在中国是一种比较常见的病，如果早期出现的症状是胯部疼痛，可能要想到是股骨头出了问题。股骨头是圆的，早期坏死是里边的"心"坏了，但是圆的程度还保持着。此时只是疼痛，腿不会变短。如果里边的"心"坏了、空了，股骨头塌陷下来，就会伸到髋关节里面，整条腿就会向里缩，导致病变一侧的腿变短。

股骨头坏死是由于向股骨头供应血液的血管出现了堵塞，无法供应血液和营养，导致股骨头坏死，塌陷在髋骨中，才会出现疼痛以及跛行的情况。

* 外伤骨折也是引起股骨头坏死的原因

导致股骨头坏死的原因很多，一般分两大类：一类是创伤性的，外伤引起的股骨头坏死。创伤性常见于老年人，有骨质疏松或者不小心摔了一跤，造成髋部的骨折，髋臼骨折，脱位后又复位，导致股骨头的供血出现了中断，可能导致股骨头坏死。还有一类是非创伤性的，如长期饮酒或长期使用激素。

* 长期使用激素是引起股骨头坏死的常见原因

现在很多人患病后，打的胰岛素是激素，吃的甲状腺素片是激素，老年女性绝经后吃的雌激素，也是激素，但上述激素不是会导致股骨头坏死的激素，真正会导致股骨头坏死的激素叫类固醇激素，如强的松、氰化可的松等，这类激素长期使用非常容易导致股骨头坏死。

根据有关数据统计，股骨头坏死的总发病率在逐年上升。而长期酒精刺激和使用激素占到股骨头坏死患者中的57% 以上。

* 股骨头坏死的症状

第一个是髋部觉得不适。第二个是髋关节周围酸痛、酸胀、疼痛，尤其是腹股沟部位疼痛。股骨头位于腹股沟的正下方，如果此处出现了疼痛的话，也可能是股骨头坏死。第三个是有些人出现了大腿内侧和前侧的疼痛，尤其是放射性的疼痛。股骨头坏死就会压迫此处的关节囊，会给关节囊或者内收肌产生压力，而内收肌的支点位于膝盖的内侧，它会影响到整条肌肉，从而产生大腿内侧和前侧的疼痛。

锻炼股四头肌和外展肌，是预防股骨头坏死最有效的方法：一是坐下后将腿伸直，做勾脚的动作。坚持 10 秒，每天连续 60 ～ 80 次。可以锻炼股四头肌。二是侧抬腿，抬到最高处坚持 10 秒，然后重复动作，连续 50 ～ 60 次，可以锻炼外展肌。

* 锻炼股四头肌　预防股骨头疾病

髋关节有两处肌肉比较重要，一处是股四头肌，一处是外展肌，外展肌也叫臀中肌。两处肌肉同时进行锻炼，会对髋关节起到一个比较好的保护作用。

股四头肌锻炼：保持坐姿伸直腿后做勾脚的动作，持续 10 秒钟后放松。一天练 60 ～ 80 次即可。

臀中肌锻炼：扶着桌子，侧抬腿，但不要抬得很高，动作要轻缓，也是持续 10 秒钟，一天练 50 ～ 60 次。

第三十五章

莫让关节受伤害

讲解人：刘延青

北京大学第三医院骨科主任医师

* 骨科就诊的摔伤患者都是什么原因造成的？

* 骨折术后有什么注意事项？

* 膝关节骨性关节炎的症状有哪些？

* 股骨头坏死应如何治疗？

人体的 206 块骨头中，哪些受伤最不容易长好？意外摔伤会潜在哪些危害？突发意外，怎样能保护自己少受伤害？北京大学第三医院骨科主任医师刘延青为您讲解。

* 骨科就诊的摔伤患者都是什么原因造成的

到骨科就诊的摔伤患者一般有两大类，第一类是年轻人身上容易发生的运动伤，此种伤害的特点是比较严重。第二类是老年人身上常会发生的走路滑倒的外伤，该种伤害虽然没有年轻人的运动伤严重，但是它的特点是受伤后骨头不容易长好。那么，老年人摔伤之后，哪个部位受伤最不容易长好呢？在人的 206 块骨头里边，缺少血运的骨头最不容易长好，肌肉附着少的骨头不容易长好，肱骨的肱骨颈、肱骨头骨也不容易长好。还有就是手腕的一些小骨头，和脚腕的一些小骨头。上述骨

肌肉附着少、血运少的骨头摔伤后不容易愈合，比如胳膊肘的骨头或者手腕、脚腕的骨头，再有就是胯部的股骨头、股骨颈等部位。

头骨折之后，血管也就跟着断了，容易发生坏死或者骨不愈合。

* 什么是股骨颈骨折

髋关节是由髋臼窝和股骨头两部分组成的关节，如果骨折发生在股骨头跟股骨之间交界的部位，就叫股骨颈骨折。有头下型的骨折，有比较靠近股骨头的骨折，有经过头和股骨颈的头颈型骨折，还有经过股骨颈的基底型的骨折，越靠近股骨头的骨折，预后越不好。

* 摔倒是老年人股骨颈骨折的主要原因

股骨颈骨折是老年人比较高发的骨折，需要进行手术治疗。而且股骨颈骨折致死率很高。因为老年人一旦发生骨折，就需要卧床。卧床一段时间之后，会诱发一些老年人的基础病，比如心脏病、脑血管病，或者是卧床的一些特有的并发症，像褥疮、肺炎、泌尿系感染等，这些合并症严重到一定程度会夺去一个人的生命。有的人认为骨折了自己就应该动不了了，或者腿骨折了应该是不能走路的，既然能走路说明没有骨折，所以强忍着疼痛也要走走试试，这是很不正确的。

情况比较轻的骨折可以采用相对保守的治疗，或者做简单的内固定手术来治疗骨折。如果一旦发生了移位，就只能做人工关节置换了。所以摔倒后能够走路，也不要去走，还是要用担架或轮椅把患者送到医院，因为有可能走着走着，本来没有移位的骨折就变成了有移位的骨折。

*较轻的股骨颈骨折可用内固定手术治疗

较轻的骨折可以采用卧床的办法治疗，如果可以稳定的卧床，而且不让患者负重，过两个月或三个月，骨折处就有可能自行愈合。也可以做内固定手术。所谓的内固定手术即用螺丝钉固定。上述情况伤处可能愈合，也可能发生骨坏死，但发生骨坏死的概率不大。

*骨折术后3个月禁做屈髋内外旋转动作

股骨颈骨折手术3个月之后关节周围会长出一些瘢痕，对关节起到一定的稳定作用。有些动作在3个月之内就可以做了。但是还是要避免一些比较激烈的运动，因为可能突然做了一个动作，关节就会脱掉。

屈髋超过90度术后是不能做的。在屈髋的过程中，最忌讳的就是内外旋的动作。如果是单纯的屈髋还好，要是再加上其他动作，关节很可能会掉出来。因为骨科医生做手术的时候，要脱出人工关节用的就是该动作——屈髋，同时做内旋，如果入路不同要做外旋，此时就把关节脱出来了。

*如何预防意外骨折

骨折肯定与外伤有关系，所以预防跌倒很重要。家里有扶手的，一旦要摔倒时要及时抓住扶手。外出的时候，行动不灵活的人最好拄拐杖。

*膝关节骨性关节炎的临床表现

膝关节骨性关节炎主要特点是膝关节疼痛，在临床

对于置换了髋部人工关节的患者来说，三个月内不要坐矮沙发或者做屈髋、内外旋的动作，避免人工关节脱出。

膝关节炎五大临床表现：第一，关节疼痛及压痛。第二，关节僵硬。第三，关节肿胀。第四，有骨摩擦的声音或者感觉。第五，关节无力、活动障碍。

上有五大表现。

临床表现一：关节疼痛及压痛。

压痛是医生在给患者做检查的时候，在膝关节周围触摸，手用力压的时候会诱发疼痛，即是在确定疼痛的部位。

临床表现二：关节僵硬。

关节僵硬的患者有两个表现：一个是早晨起床的时候腿迈不开步；另一个是久坐后站不起来。

临床表现三：关节肿胀。

肿胀有两方面，一个可能是滑膜增生，肿胀里面是没有积液的；如果是滑膜炎，关节里可能有积液，肿得会比较严重一点。

临床表现四：有骨摩擦的声音或者感觉。

骨科医生把手放在膝关节表面的时候，会有微小的沙沙的声音或者震动感。

临床表现五：关节无力、活动障碍。

长时间的疼痛，关节的力量可能会减弱，疼痛让患者不敢使劲，长时间活动减少，肌肉就会萎缩，肌肉的力量就会变差。活动障碍就是运动受到限制，出门也不会走得很远。

＊诊断膝关节炎　疼痛与 X 线摄影最重要

诊断膝关节炎，最重要的一点是膝关节有疼痛，而且膝关节疼痛超过一个月，时间太短的骨科医生不会轻易地诊断骨性关节炎，因为有可能是韧带损伤。如果膝关节疼痛了，又有 X 线摄影结果作为证据，骨科医生就能诊断是骨性关节炎了。

* 药物并不能治愈骨性关节炎

骨性关节炎，它的根本病因现在不是很明确，所以治愈就更谈不上了。现在所有的办法只是能够缓解症状，而不能够修复关节软骨，因为软骨一旦磨损就再也长不出来了。

膝关节骨性关节炎早期可以通过控制体重，减少膝关节的负重，减少剧烈的运动，使关节疼痛得到一定缓解。另外，消炎止疼类的药物可以缓解疼痛，还有营养关节的药物也可以改善关节软骨的退变，最后实在疼痛难忍，医生才考虑实施关节置换手术。

* 股骨头坏死的 C 字疼痛

股骨头坏死的窜痛不是局限的，而是有一个"C字征"，就是让手呈半握拳状态，呈 C 形，然后把它放在大转子上方的位置，手掌覆盖的区域就是髋关节疼痛的范围。范围涉及了腹股沟区还有臀的后部。

* 股骨头坏死疼痛特点

股骨头坏死的窜疼要跟腰椎的疼痛相区别，有时候腰椎的疼痛是神经的放射痛，它会放射到小腿，但股骨头的窜疼是在大腿的前方或者内侧，窜疼最远可以达到膝关节的内侧，因为有闭孔神经从髋关节的前方经过，髋关节的疾病会刺激闭孔神经，引起神经的放射痛，就表现为膝关节内侧疼。

将手握成英文的 C 字形，覆盖在腹股沟到臀部的位置就是髋关节疼痛的范围，另外，股骨头坏死的窜痛最远能到达膝关节内侧。而腰椎疼痛的放射痛会一直疼到小腿位置。

* 股骨头坏死的危害

股骨头坏死在医学上叫作股骨头的无菌性坏死，或者叫作股骨头的缺血性坏死。它的病因与缺血有关，股骨头失去了血运，组织就会慢慢死掉，最严重会导致关节功能丧失，走路、行动困难。

* 如何自测股骨头坏死

下蹲、盘腿时出现髋关节疼痛，医生提醒您，这很可能是髋关节出现了问题。

股骨头坏死的典型症状是疼痛和关节活动的障碍，即髋关节活动的范围比正常人要小。

如果髋关节有问题，可以看能不能做全蹲。正常人可以做完全的蹲下。做动作的时候体会一下，如果是髋关节疼痛，那可能是髋关节的问题。有的人是因为膝关节的疼痛不能蹲，则需要另当别论了。要是腰有问题的话就不能弯腰去触摸地面。此时也可以做四肢试验，即通常说的盘腿坐。

* 股骨头坏死的疼痛规律

股骨头坏死疼痛规律是疼痛，缓解，再疼痛，一般会达到 5 年。

股骨头坏死本身发展得很快，但是它的病程会很长。其特点是疼痛，然后疼痛缓解，该过程会反复出现。但是中间的疼痛缓解并不意味着疾病不发展了，实际上它还在继续发展，只是临床没有表现。假如患者走路最开始时会疼，此时的疼痛是组织坏死引起的疼痛。但是坏死之后组织还有一个再生的过程，能得到一定的修复，但修复是不完全的，只是部分修复。修复之后疼痛可能就缓解了，但修复不到的部分有可能出现塌陷，即股骨头内部可能出现微小的骨折。股骨头形状原来是圆形，但骨折之后，股骨头就塌陷了。扁的股骨头在关节内反复摩擦髋臼，就会造成髋臼软骨的损伤，进而导致骨性关节炎，所以最终的结果是从股骨头坏死发展到骨性关节炎。而从股骨头坏死发展到股骨头坏死塌陷，大概要 5 年时间。

* 股骨头坏死的治疗

股骨头坏死早期和晚期的治疗方法是完全不同的。一二期的时候主要是保留股骨头，防止股骨头坏死进一步发展，这是根本目的。首先要避免负重，一般来说建议患者坐轮椅一个月以上。可以辅助一些药物，但现在没有一种药物可以保证阻止股骨头坏死的发展。有些药物可能对防止股骨头坏死的进一步发展有帮助，比如说有理论认为股骨头坏死是因为有一些微血栓或者脂肪栓塞造成了微循环里边的血管阻塞，可以用一些调节血脂的药物去阻止病情的发展，或者用低分子右旋糖酐、阿司匹林等抗凝血药物去阻止血栓的发展。也可以辅助一些理疗的方法，如冲击波治疗，它可以改进局部的血运，促进局部的骨骼再生。还有一些介入治疗的方法。比较保守的方法总体来说有效率不是很高，一般是 20% ～ 30%。另外，还可以做保留股骨头的手术，比如说钻孔减压手术和病灶骨的刮除植骨手术，手术的目的是为了给坏死的股骨头里面带入一些新的血运，植入一些骨头，让骨再生。但手术也只限于早期的患者，一期的患者手术有效率能达到 80% ～ 90%，但是发展成二期，其有效率就只能达到 60% 左右，三期以后的有效率就非常低了，此时就建议做关节置换的手术。

* 股骨头坏死病因不明

目前没有直接证据去支持劳损和潮湿会导致股骨头坏死的说法，比较明确的病因是激素、酒精和外伤因素。另外还有一些少见的疾病也可以诱发股骨头坏死。

一般来说一个月内用少剂量激素问题是不太大的，但使用激素超过一个月就有可能造成股骨头坏死。据统计，少量的激素，比如3克左右的甲基羟基酸，就可以诱发股骨头坏死，但它是极个别的例子。用激素时还是要小心谨慎一些。

酒精是怎么导致股骨头坏死的呢？有人认为酒精也是通过激素起作用。人喝了酒之后体内的皮质醇激素会增加，从而导致脂肪代谢紊乱，出现微血管里的脂肪栓塞，继而诱发股骨头坏死。但是中间有很多环节现在还无法考证。

* 髋臼发育不良

髋臼发育不良是较为常见的骨科疾病，主要的原因就是髋臼对股骨头的覆盖不足，即髋臼不太深，股骨头有一部分脱在外面。如果髋臼特别浅的话，早期就会发生脱位。有些患者在婴幼儿时期就发生了股骨头向上的脱位。此时的表现是小孩学走路较晚，学会走路以后走不稳，姿势摇摆，像鸭子一样。

有人喜欢给婴儿打蜡烛包，目的是把孩子的腿绑直了，其实这样限制了孩子髋关节的活动，长期下来会影响孩子髋关节的发育。在儿科里有一个检查，是排除髋臼发育不良的一个小试验，就是类似青蛙腿的动作。正常的小孩屈髋、屈膝、外展的时候腿的侧面、双腿可以贴到床，就像青蛙腿一样。如果孩子髋关节发育不良，腿就不能够完全贴到床。

* 撞击综合征

撞击综合征是一个比较新的概念，2000 年以前国际上对它都没有广泛的认识，而最近大家开始关注该问题。髋臼的外延有一个增生的骨坠，骨折的部位位于股骨头和股骨颈相交的部分，髋关节在极度屈曲的过程中会发生撞击，这就是撞击综合征的由来。在髋关节活动的过程中，骨坠发生撞击，反复的撞击会导致局部的炎症，甚至是余存的损伤、骨坠的增生，最后诱发骨性关节炎，导致疼痛。

该病相对股骨头坏死和髋臼发育不良来说病程发展更为缓慢，症状更轻一些。很多人通过 X 线摄影可以看到问题，但因为没有临床表现，所以不需要治疗。如果有轻度疼痛的临床表现，主要也是以保守治疗为主，比如药物治疗和理疗。如果疼痛实在忍受不了也可以做手术，做手术的目的就是把两个骨坠磨掉，把撞击的成分消除掉，以防止它发展到骨性关节炎。一旦发展到关节炎，整个关节被破坏了，则需要做关节置换手术。

* 髋关节的骨性关节炎

骨性关节炎是很多病的中末期阶段，比如股骨头坏死最终就是发展到骨性关节炎，撞击综合征也会发展到骨性关节炎，先天性髋臼发育不良也可以发展到骨性关节炎。比较严重的情况需要采取关节置换。但是好在亚洲人髋关节骨性关节炎的发病率比较低，不像欧美国家那么高。

先天髋臼发育不良、髋关节骨性关节炎和髋关节撞击综合征三种髋关节疾病，如果发展到严重程度都避免不了要手术置换人工关节。

163

第三十六章

做自己的康复师

讲解人：王健全
北京大学第三医院副院长，北京大学第三医院运动医学研究所
副所长、主任医师

＊腰肌劳损的症状与原因您了解吗？

＊崴脚后应该如何正确应对？

＊髌骨在膝关节中有什么重要作用？

＊保护髌骨的技巧有哪些？

据统计，目前我国平均每三人当中就有一人曾经或正在遭受运动损伤，而其中又有一半人，在面对运动损伤时，因为没有采取正确的措施，而对身体造成了很大的伤害，甚至留下终身遗憾。那么在运动的时候，身体的哪些部位最容易受到伤害呢？在遇到运动损伤时，又该采取怎样科学有效的办法应对呢？北京大学第三医院副院长，北京大学第三医院运动医学研究所副所长、主任医师王健全为您讲解。

＊腰是身体当中最易受伤的部位

我们身体当中损伤最多的部位是腰。腰是中枢，一般运动得比较多。运动多了以后，局部的一些薄弱组织也容易劳损和破裂。有的人可能是刷牙时，突然一起身起不来了，腰卡住了。其实此时往往是腰的小关节的滑膜卡顿。人在做运动的时候，下半身是底盘，底盘要稳，

上半身做动作要灵活，中间就是腰，腰是连接上下的，所以腰肌特别有力量，运动必须得用腰的力量。所有的运动，腰都起到至关重要的作用。

* 准确识别腰肌劳损的症状

60 岁的老刘是个称职的好父亲，因为儿子马上要结婚，所以近期他一直都是从早到晚地忙前忙后。一直都在帮孩子购置家具、收拾新房。可就在他搬动电视的时候，突然感觉腰不对劲儿，像是抻了一下。但老刘也并没有太当回事，忍了忍就继续收拾屋子了。

专家提示

腰肌劳损是一个较长的病程，第一次扭伤后，如果没有得到适当的休息和治疗，疾病将久延不愈，久坐以后就会觉得疲劳，容易反复发作。用手压腰部会特别痛，但是一般不带有神经的表现，没有腿麻和腿部无力的情况，仅是腰部的症状。早期的表现可能就是睡起来以后腰不舒服，活动一下反而舒服了，比如做办公室工作的人更容易出现腰肌劳损。

* 腰肌劳损是如何发生的

腰肌劳损发生的主要原因是不正确的坐姿。坐的时候，特别是需要久坐的人，应该坐带靠背的椅子。靠背一定是竖起来的，而不是斜的靠背。所以老年人坐躺椅是非常不科学的。现在的老板椅也是不符合生理健康的，如果要坐老板椅，一定要臀部、腰部贴着后靠背，就能适当避免腰肌劳损了。如果腰部有过损伤和疾病的患者，往往会因为天气的变凉而容易发病。这主要是炎症所致，

腰部在身体当中起至关重要的作用，是身体当中最易受伤的部位，做任何动作都会不知不觉地损伤到腰。

任何一种腰部损伤如果不及时采取有效措施，就会发展成腰肌劳损。

天气变冷容易导致血管收缩，往往不利于炎症的缓解，而天气改变也会使免疫系统的抵御能力变弱，所以人们往往会觉得天冷时受伤部位更疼了，其实这是炎症加重导致的。

* 急性腰肌劳损的正确应对方式

在第一次发生腰肌劳损时要注意休息，休息时长最好为 3～5 天。而且注意一定不要久坐，这时候卧床休息往往会事半功倍。当然此时是最好治的时候，只要注意保养，腰很快就会好了。而到慢性期，治疗就相对来说比较麻烦了。这时仍然不要久坐，搬东西的时候不要用腰的力量，长期走路的时候要用护腰，学会用腰部的力量。除此之外，我们常常有一个误区，认为趴着睡觉可以缓解腰部的疼痛。其实该想法是错误的。趴着睡缓解不了腰疼，因为不管是趴着还是躺着，对腰来说是承受的压力是一样的。

足球运动员往往会患急性的腰肌劳损，每当出现突发状况，如踢球时突发腰伤，队医都会跑过来拿一瓶东西喷上几下。实际上就是利用气化原理将局部热量带走，跟夏天吃冰棍是一样的，氨水挥发把热量带走，就会把水变成冰，最后就做出冰棍了。通过把液体喷到皮肤上，把皮肤的热量带走，此时会让血液循环暂时阻滞，局部供血减少，炎症反应也就变小了。喷涂药物后还会产生轻微的麻木，从而缓解运动员的疼痛。

所以急性损伤的时候，最好是用冰敷。急性期不赞成用膏药，慢性期可以用。因为膏药活血化淤，有促进血液循环的作用。如果刚拉伤时血流过多，炎症更不容易好。如果是慢性损伤，是一种比较小的炎症，而不是出血了，希望血管组织得到更多的营养，把炎症消掉，这个时候再用膏药。其实膏药要让药物渗透到皮肤里，是需要添加一种东西让血管扩张的，让皮肤的通透性增加，不是所有人都能耐受得了的，所以经常会有人过敏。在早期判断不清楚伤病会不会动手术的情况下，最好不要用膏药。要卧硬板床休息，卧床休息是最好的方法，肌肉更容易放松。

* 崴脚后的正确应对方法

患有 3 年糖尿病的老李，患病以来坚持每天晚上在家楼下慢跑半个小时。可老李像往常一样在楼下跑步时，没有注意到脚下的石头而摔倒。摔倒后老李的脚踝疼痛异常。他自己揉了 3 分钟后拖着疼痛的右脚走回了家。那么对待崴脚这种情况，老李的处置方法科学吗？

专家提示

扭伤以后要观察，把鞋、袜脱下来看看，关节如果迅速肿大，说明出血严重，一般会有骨裂或者骨折。如果观察后发现没什么太大的变化，且活动自如没有不适的症状，起来走路即可。因为骨折伤后二次运动会造成更为严重的损伤，最为严重时会发生骨骼错位。

在受伤时要做出快速的判断。如果觉得伤得不是很重，第一是多注意休息即可，其实休息是养病的一个最主要的手段，也是早期急性处理最好的手段。第二是应该及时冰敷。第三如果附近有布，应该把受伤的脚踝缠起来，即加压包扎，对伤痛部位进行压迫。因为血管要有一定的压力才能供血。如果外界的压力比它大，就会起到减缓和阻止出血的作用。第四是抬高患肢，为了避免肿胀，让血液都回到心脏。

> 应对急性腰肌劳损的有效方法是：立即静卧硬板床休息，在腰部垫上枕头或者靠垫，对腰部进行冰敷。

> 崴脚后的正确处置方式：立即停止运动，并将崴伤的脚踝尽可能紧地包裹起来；回家后要将受伤的脚抬高，并对崴伤处进行冰敷。

膝关节之所以容易受伤，是人类进化的结果，走、站、跑、跳等多项活动都离不开它。

* 膝关节在身体当中极易受损

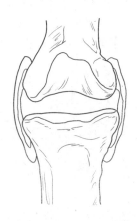

腰是我们人体最容易受伤的部位，除了腰之外膝关节的损伤位居第二，所以经常会看到一些运动员和普通老百姓在运动的时候要戴护膝，这是为了保护好自己的膝盖。膝关节之所以容易受伤，是因为人类跟其他动物不一样，人类是直立行走的，下肢的髋关节、膝关节、踝关节负担着身体的重量，解放了双手，我们的双手就可以劳动，人类的智慧就得到了发展。相对来说，原本应该四肢承担的重量，就变成了两条腿支撑，膝关节承受不起这么大的重量，所以它在日积月累的活动中就容易受伤。

* 认识髌骨在膝关节中的重要作用

60岁的老李在两年前的一次体检中，血压和血脂都超过了正常值，总胆固醇也接近了正常值5.17毫摩尔每升，医生告诉老李，接下来除了用药控制之外，还要坚持合理的运动。于是老李就给自己制订了一个新的运动计划，把一贯坚持打的太极拳变成了爬山。可没承想，半年之后老李的血糖、血脂指标下来了，可是膝关节却疼得要命，下趟楼都很费劲。难以忍受的老李来到了医院，医生经过问诊和X线摄影的检查，最终诊断老李是患上了髌骨软骨病。

专家提示

上述情况在老年人当中最为常见。髌骨是人膝关节前方的会滑动的圆形骨头。在我们身上 206 块骨头里面，包括了两块髌骨。髌骨发力的时候，比如说人要跳起来，大腿和小腿承受的重量是身体的重量，髌骨因为杠杆的作用要带动下肢，所以髌骨要承受 5～6 倍的重量。

* 年轻人同样会患髌骨软骨病

好多人都以为只有老人会患髌骨软骨病，其实 14 岁以上的孩子也会患病。因为人的软骨的厚薄和耐磨性是不一样的，人和人是有很大的差异的。如果说人的生理巅峰期是 20 岁左右，综合的能力达到巅峰，但是对软骨来说，它反而在 14 岁以后就走下坡路，老化得比较早，尤其髌骨承担的力量比较大，可以说它在日常工作当中承担我们体重 5～6 倍的力量，所以它的退变会比别的软骨出现得早，三四十岁，甚至二三十岁，到门诊来看病的髌骨软化的患者是很多的。尤其现代人都住楼房，爬楼梯，而且生活水平比较好，吃得比较胖，负荷就更大了。体重对于髌骨软骨也有很大的影响。

* 爬山损伤髌骨的真正原因

髌骨软骨损伤是不可恢复的，髌骨软骨病出现以后，有一个建议就是减少爬楼和爬山。在跳跃或者登台阶的时候，髌骨相当于一个杠杆，髌骨发力的杠杆位置是很短的，但是身体重量的杠杆反而加长了，走路的时候身体重量用的杠杆是很小的，所以髌骨的负担是很轻的，但是登高的时候就不一样了。下楼也是同样的道理，后边的脚要承担重量，下楼承担的力量更大。因为上楼的时候有一个动作，一定是臀部翘起来，臀部的肌肉帮助

髌骨是我们身体 206 块骨头当中非常重要的软骨。其作用就像汽车上的刹车片，能够维护膝关节的稳定性，防止膝关节过度内收和外展。

我们身体往高抬，下楼的时候臀部是直的，所有的重量都在膝关节，臀部肌肉的力量是帮不了忙的。

* 保护髌骨有技巧

如果有些人特别喜欢爬山，症状又不是很重，建议爬坡道，坡相对来说杠杆的力量会小一些，步行杖实际上也是帮助我们减少腿部负担的，下山还可以支撑一下。也可以去多游泳、打太极拳、骑自行车。因为骑自行车臀部是坐在自行车上的，双腿是不负担体重的。再有就是散步，肌肉的训练是很必要的，尤其是对那些膝关节疼痛的人来说，要把不能从事的运动转移成能从事的运动，保持肌肉的力量，减少关节的负担，症状就会好转了。

* 半蹲对保护髌骨有重要作用

半蹲的动作对软骨是有好处的，半蹲时身体静止不动，肌肉在用力，肌肉跟体重对抗，所以此时锻炼的是肌肉，关节并没有磨损，虽然疼，但是关节损伤并没有加重。所以医生建议不做蹲起，但是可以做静蹲。马步的高低跟肌肉力量有关，蹲得越低，肌肉越有力量。长期练习半蹲，就会增强肌肉力量。肌肉有一个特性，就是肌肉要长劲儿，必须得超过日常的运动量；否则长出来的都是脂肪。

* 忽略运动细节　易造成膝关节韧带损伤

普通人出现韧带断裂的情况在不断增加，运动医学科每年做这种类型的手术在 2000 例左右。韧带断裂的时候，会有响声发出。膝关节上的韧带不是一根，膝关节

游泳、打太极拳、散步、骑自行车，都对膝关节有益。爬山要选择斜坡攀爬和执杖辅助攀爬，来避免对膝关节的损伤。跑跳和球类运动容易损伤膝关节，平时应少做。

保护膝关节的有效办法——扎马步：双手叉腰、双脚脚尖朝前同时开立10厘米，身体挺直，目视前方，下蹲10厘米。每天坚持做5分钟。

很重要的韧带分四根，前十字韧带、后十字韧带、内侧副韧带、外侧副韧带。当下身不动上身在转的时候就容易把韧带扭断，韧带的拉力是比骨头强的，但是在拧的时候就不一样了。要注意着力点发生变化，做一般动作前，脚掌着地拧动身子就可能把韧带拧断，所以要用脚尖或者脚跟着地，扭转身子的时候腿要跟着一起转。

拔河、打篮球、柔道容易使膝关节韧带受力，做这些动作时不要全脚掌着地来用力，要以脚后跟或脚尖为着力点来发力。

* "小镜子"治疗各种关节疾病

关节镜手术通过切开皮肤数个筷子直径大小或更小的孔，将关节镜和手术器具伸入关节内，在显示器监视下，由医生操作，诊断和治疗各种关节疾病。关节镜是一种观察关节内部结构的直径为 5 毫米左右的棒状光学器械，适用于医生诊治关节疾患的内窥镜。其不仅对疾病的诊断和治疗有帮助，还能减轻患者的痛苦。

第三十七章

健康运动有"骨"方

讲解人：王健全

北京大学第三医院副院长，北京大学第三医院运动医学研究所
副所长、主任医师

* 因运动引起的疾病有哪些？
* 髌骨有什么作用？
* 老年人如何保护髌骨？

膝关节剧烈的疼痛，看骨科不一定合适，这到底是
为什么呢？骨科不合适，哪个科室合适呢？北京大学第
三医院副院长，北京大学第三医院运动医学研究所副所
长、主任医师王健全为您解除疑问。

* 运动医学主要研究因运动引起的疾病

运动医学科可以更准确地诊断骨骼和软组织的疾病，相较于骨科而言，运动医学科对软组织的疾病诊断会更加仔细且准确。

运动医学包含的范围更广，因为运动过量或缺乏运
动引起的疾病应在运动医学科就诊。运动医学不仅仅局
限在骨科，比如运动员运动过量会有些心脏的问题、肾
脏的问题、运动性的血压异常等，这些运动员特有的疾
病，往往在运动医学科就诊。如果是软组织的疾病，骨
科医生一般不是特别擅长，除非是专门研究软组织的医
生，而运动医学科对软组织的疾病诊断更仔细一些。

* 髌骨的位置

髌骨软骨损伤是临床上特别多见的疾病，这个病的特点一般是年轻人比较多见。膝关节由三块骨头组成，上面的骨头叫股骨，通常叫大腿骨。底下的骨头叫胫骨，通常叫小腿骨或叫迎面骨。中间股四头肌肌腱包绕着一块骨头叫髌骨。

* 髌骨承担腿部压力　帮助奔跑

髌骨可以增加肌肉的杠杆作用。跑步时有髌骨人会省力，会跑得更快。这就带来一个问题，因为髌骨平时承受的压力很大，跑步运动时，髌骨要承担体重3～5倍的力量，因此老化得也较早。髌骨软化会在人比较年轻的时候出现。

髌骨在14岁以后就会开始老化。因为髌骨承受人的体重要超出任何骨头的力量，它的磨损速度比其他软骨要快。在14岁左右，髌骨就开始退变、老化。

人年轻的时候肌肉很壮且很有力量，虽然髌骨在退变，但因为它退变的程度比较轻，所以没有症状，但随着年龄增大，髌骨退变的程度会慢慢增加。

* 适当运动可增加肌肉力量以保护髌骨

髌骨出问题后，运动量太大，髌骨会出现疼痛，但若彻底不运动，没有运动保护，髌骨一样很难受。因此在年轻时要从事一些不是很剧烈的运动，比如散步、骑自行车、游泳、打羽毛球、柔力球、太极拳等都是很好的运动，既锻炼了肌肉又锻炼了体能，对关节磨损轻，能够保护软骨。软骨还有一个特点，不运动也不行。软骨的营养，没有血液直接供应，它的营养是从关节液来

髌骨俗称膝盖骨，承受来自全身的压力，当我们跑步和跳跃时，它所承担的力量为体重的3～5倍，因此，从14岁起，它就会开始老化。

的，必须得通过适当的运动，在运动过程中挤压软骨，软骨里代谢出来的废料，就可以排泄到关节腔的滑液中，再从关节液中吸收新的营养到软骨里，所以不动的人也会患髌骨软化，要做平衡、适当的运动。

*营养软骨蹲马步　要领记清有帮助

蹲马步有一个要领，膝关节与肩同宽，缓慢地往下蹲。膝盖最好不要超过脚尖，超过脚尖锻炼的效果比较差。腰挺直，用手和肩膀掌握平衡。蹲马步需要很强的肌肉力量。如果姿势正确，膝盖不超过脚尖，2～3分钟人就会明显感觉累，此时休息一下，再蹲。每天坚持半个小时。一般老年人练习时离墙近一点，万一身体不舒服，可往后靠在墙上，避免发生危险。

*半月板位于两骨间　可使关节灵活稳定

67岁的陈女士因为左腿膝盖疼痛去医院就诊，在问诊中医生了解到，陈女士回家的时候需要经过一个天桥，两个月前的一天，她在下天桥台阶时，一步没走稳，就感觉左膝盖扭了一下，紧接着左腿就疼了起来。在家休息了两个月，陈女士的腿疼一直没好，于是才来到医院。经过检查，医生判断她是半月板出现了撕裂。

专家提示

半月板是膝盖里两块小的软骨，但它跟关节表面的软骨不太一样。关节表面的软骨比较硬、光滑，硬得像玻璃一样，所以叫玻璃软骨，特别耐磨，但是过多地磨损也会磨坏。而半月板是半月形的软骨片，属于纤维软骨，质地比较软。它的耐磨性能也差一些。半月板使关节更

髌骨依靠关节腔里的滑液来吸收营养，平时我们可以采用蹲马步的方法，来促进滑液分泌，蹲马步时要注意两脚分开与肩同宽，蹲两三分钟可休息一下，每天坚持半个小时左右。老年人在蹲马步时可以靠墙近一点，避免出现危险。

加灵活且更加稳定，能使人的运动能力增加。

* 太极拳动作缓慢更适合老年人

踢毽子需要蹦和跳，但是蹦跳时髌骨要承担体重3～5倍的力量，所以蹦和跳对老年人来说，需要的肌肉力量太大，不是特别适合在老年人当中推广。太极拳因为它基本是在缓慢地运动，没有蹦跳的动作。所以在老年人当中，打太极拳是比较好的一种运动模式，对软骨的损伤是比较小的。

太极拳动作比踢毽子舒缓，更适合老年人，并且打太极拳时的半蹲姿势对软骨损伤较小。而踢毽子时会有蹦跳的动作，因此不太适合老年人。

* 老人髌骨损伤切忌卧床休息

髌骨的疾病，治疗起来是有一些好办法的。一般医生在患者出现疾病时，容易让患者彻底地休息，不要运动。但是运动医学不是这样，比如运动员出现问题，医生一定先找准哪个动作出现问题，然后让患者减缓该动作，或避免做该动作，其他动作可以做。对老年患者也是一样，因为休息会引起肌肉萎缩，肌肉若被固定，三天时间就会萎缩。因此不能彻底停止运动，尤其是老年人，肌肉会快速萎缩，导致下床困难。找到伤害髌骨的动作后尽量避免，其他的运动还应照常进行。

治疗髌骨疾病不能彻底休息，否则会造成肌肉萎缩，正确的方法应该是减缓导致髌骨出现问题的动作。

第三十八章

强肌健骨"老"得动

讲解人：王健全
北京大学第三医院副院长，北京大学第三医院运动医学研究所
副所长、主任医师

* 老年人如何运动更安全？
* 哪些因素导致老年人骨密度降低？

　　老年人在运动过程中之所以容易受伤，是因为肌肉力量减弱，加之有骨质疏松导致的，如何增强肌肉力量，保护骨骼不受运动损伤？北京大学第三医院副院长，北京大学第三医院运动医学研究所副所长、主任医师王健全，做客《健康北京》健康大课堂，告诉您强身健体的要诀。

* 肌肉有力量　老年人运动更安全

　　肌肉锻炼不仅是为了体型健美，更主要的是可以保护人在运动中不受伤。老年人不见得要练成很强壮的肌肉，不过锻炼肌肉对老年人还是很有必要的。年轻时运动强度比较大，肌肉要适应超量的运动，因此年轻人肌肉含量高，同样体重的老年人，因为活动量比较少，身体里肌肉含量少，脂肪含量多。但练肌肉的过程，需要关节付出额外负荷，因此年轻时追求大的运动量，对关节是一种负担。

老年人由于活动量小，肌肉含量比年轻人少，因此，适当锻炼肌肉可以使老年人在运动时更加灵活，不易摔跤和疲劳。

* 腿部负重大　老年人适当练习很必要

人老先老腿，腿的负担是比较重的。腿老化时肌肉力量退变比较快，因此要有意识地练习腿的力量。扎马步，甚至带着杠铃扎马步，目的是要超出日常肌肉负荷量。比如平时走 300 米，今天走 500 米，后天可能走得更多，肌肉力量就会增加。在锻炼的当天或者第二天肌肉酸痛，就说明肌肉超出了平时的负荷量，肌肉感到疲劳。很多人认为第二天的疲劳疼痛是因为乳酸分泌过多引起的，乳酸刺激人的神经才疼，经研究发现并非如此。乳酸会很快代谢掉，不可能堆积到第二天。其实酸痛是一种肌肉结构的损伤，但该损伤如果强度不是很大，一般是可逆的，在它通过修复的过程中，肌肉会越来越强大，越来越适应目前的运动状态，不要期望通过一次运动肌肉力量就能增强，需要长时间的运动。

老年人的锻炼目的，不能放在锻炼肌肉上，不要被健美的身材所迷惑。老年人锻炼是为了健康，健康不一定要很大的胸大肌和肱二头肌，只要离开床、离开椅子即可，只要处在活动状态，帮子女做家务，扫地、做饭等活动本身都是一种锻炼。

* 两大因素导致老年人骨密度低

老年人的骨质疏松有两个原因：一个是生理性的，比如女性到老年的时候停经，停经后身体里的钙会丢失，做 X 线摄影检查会发现骨质疏松。另一个是运动量的下降，运动和不运动的人，骨头的强度差异很大。比如医生做手术时，在运动员骨头上打一个眼，有时把电钻都能打断。因为骨头要适应运动员高强度的训练，所以比

在锻炼时，只有超出日常的运动量，肌肉力量才会得到增强，对于老年人而言，只要是活动状态都可以算是锻炼。

一般人的骨头硬。

*骨头有强度　补钙才吸收

打乒乓球是很好的运动方式，老年人可以采取此种方式来运动。老年人的骨密度会下降，一般老年人会到医院里找医生看，一照片子发现骨质疏松就会吃药补钙，其实往往是补不上去的。因为骨头本身不需要大量的钙，不做运动，骨头本身没有很大的强度，补了钙也会排泄掉。人体需要坚持锻炼，骨头才能结实，钙才能维持住。因此，钙的吸收过程不仅与人体激素有关系，而且与运动也有关系。

*内啡肽让人运动更愉快

在我们运动时，大脑可产生一种叫作内啡肽的物质，它有让人心情愉快的作用，因此，老年人规律运动不仅可以锻炼身体，还能够放松心情。

运动除了让骨头更结实以外，另一个好处是使心情更愉快。运动会产生内啡肽，人会觉得舒服，不运动大脑里不产生内啡肽，会觉得很不舒服。运动另一个很重要的目的就是愉快，尤其退休以后，老年人没有工作做了，在家里看电视、看书，有时会产生抑郁的情况，会觉得身体很多地方都不舒服，不是头疼就是背疼，甚至睡眠也不好，此时一定要规律地运动。

*经常运动护骨骼　注意安全更重要

适当的运动能起到锻炼骨骼的作用，但同时，老年人在运动时也要注意周围环境，防止摔倒造成的伤害。

老年人若能参加一些适合自己的运动，对骨骼会有保护的作用。比如慢跑、走路、游泳等都可以保护骨骼，让骨骼更强壮。但是要注意，毕竟老年人的骨骼与年轻人不同，应杜绝去比较滑的、环境不太熟悉的、比较黑暗的地方锻炼，没有光线的配合，判断很容易失误且很容易摔倒,从而造成伤害。因此,老年人要注意安全,避免摔倒。

* 有氧运动更缓和 无氧运动消耗能量大

有氧运动跟能量吸收有关系,而无氧运动,比如举重,一下要举一百多公斤的重物,肌肉一下爆发极大力量,是正常能量代谢达不到的,此时人体就会快速地提供一种能量,是不需要氧气的,在肌肉内部就可以完成,不需要外在的氧气参与来举起重物。或者运动时间很久、疲劳时氧供应不够,靠有氧的活动不够支持的运动,一般是比较疲劳的运动。

有氧运动耗能比较低,同样一个单位的能源,比如消耗一个葡萄糖,有氧的情况下,提供 36 个能量,而无氧只能提供两个。为什么减肥的时候,要做无氧运动?因为它消耗能量更快。

当剧烈运动或疲劳时,就会导致氧供应不够,此时就是无氧运动,无氧运动消耗能量更多也更快。而有氧运动相对舒缓,所以更适合老年人。

* 腰部负担重 传导力量易疲劳

老年人腰疼的情况很多。腰是运动的中枢,就相当于铁路运输的中枢一样,做任何动作,传达力量都要通过腰,所以腰也是人身体里负担比较大的部位。腰要负担上身的重量,同时上肢如果负重,所有力量也通过腰传导,所以腰容易疲劳。尤其老年人在家看电视,很长时间都是坐着,腰疼时更要避免长时间久坐。

保护腰可以做"小燕飞"。趴在床上,肚子着床,上肢和下肢都要起来。这个动作不是在于起降,而要维持姿势,直到疲劳时放下来,老年人做该动作比较难,可以仰做,做五点支撑,也能锻炼肌肉。练腰肌的同时练腹肌,腰肌和腹肌都有劲时,腰椎才是稳定的。

腰部由于负担较大,所有力量通过腰传导,所以容易疲劳。最好的锻炼方法就是练习"小燕飞",可以增强腰部肌肉的力量,但同时也要练习腹肌,这样才能保证腰部的稳定。

第三十九章

动出您的健康

讲解人：王健全

北京大学第三医院副院长，北京大学第三医院运动医学研究所
副所长、主任医师

* 运动量大会导致跟腱受损吗？
* 如何缓解跟腱疼痛？
* 老年人锻炼需要注意哪些问题？

运动不当，当心跟腱受损。突然的肩膀疼痛会是肩周炎的常见表现吗？运动前，哪些热身运动是必须要做的？北京大学第三医院副院长，北京大学第三医院运动医学研究所副所长、主任医师王健全教您如何动出健康。

* 运动量大　血运差导致跟腱受损

跟腱位于足跟后方，负担我们的身体重量，随着年龄的增长，跟腱血运逐渐变差，于是容易出现损伤。

跟腱位于足跟偏上的位置，肌腱跟骨头相接的地方。跟腱的末端病在运动员中很多见，老百姓以为自己不会患运动员的病，其实这是一种老年病，随着年龄的增长，血运变差，尤其像跟腱，离心脏是最远的，同时它又承担最大的工作复荷量，跟腱是对抗重力的，人能站起来，主要是跟腱的力量。所以，老年人会因为血运差，出现跟腱的损伤，导致疼痛产生，就会出现跟腱末端病。

* 休息、理疗缓解跟腱疼痛

如果出现了跟腱的疼痛，要及时休息，用温水泡脚来减缓炎症。再到医院做一些检查，如果是跟腱的问题，则要减少运动量。高跟鞋会增加跟腱的负担，垫一个软垫或换软底的鞋，可以让脚后跟不疼，但与跟腱本身的疾病是两回事，跟腱疼痛上述方法一般缓解不了，主要通过休息按摩来缓解。

如果出现跟腱部位疼痛，要及时休息，注意减少运动量，减缓炎症。换软底的鞋或在足跟处垫软垫并不能够缓解跟腱的疼痛。

* 肩膀疼切勿盲目当成肩周炎

黄先生因为肩膀疼痛来到医院就诊，医生诊断他是肩袖撕裂，这个结果让他很是诧异。在沟通中医生了解到，原来从两年前他就开始出现肩膀疼痛，起初他以为是患了肩周炎，听说坚持锻炼就能好，所以他更加用力锻炼。可是两年过去了，他的情况依然没有好转。让他想不明白的是，一个普普通通的肩膀疼痛怎么就成了肩袖撕裂了呢？

专家提示

肩周炎和肩袖撕裂是两回事。肩周炎一般称为五十肩。肩周炎跟身体里的激素紊乱有很大关系，经过一年左右的更年期，激素即可稳定，所以此时肩周炎会自然地缓解。肩周炎一般不超过一年，偶然会有超过一年的情况，但也会自然缓解。肩周炎出现以后很严重，肩膀像冻结了一样。

肩周炎与激素分泌有关，更年期时，激素分泌紊乱，肩周炎容易发作，但一般可以自行缓解。

* 肩袖撕裂很常见 老年人多发要当心

2013 年 2 月的一个周末，黄先生想利用休息时间收拾一下屋子，然而让他没有想到的是，刚搬起一个椅子，左肩膀就传来一阵剧烈的疼痛，让他不得不放下椅子，会不会是抻到了？他没有多想，然而几天过去了他的情况始终没有好转，直到两年后到医院检查，他才知道原来就是在搬椅子的时候，由于肩膀突然用力，导致了肩袖撕裂。

专家提示

肩袖撕裂的高发年龄在 65 岁左右，是老年病，肌腱不结实，特别容易在此年龄段出现断裂。所以在平时运动的时候，老年人最好不要拿太重的东西，这是防止肌腱损伤的重要措施。不要认为年轻的时候能干的事情，老了也没问题，如果老年人逞强，反而会造成不必要的损伤。

肩袖在运动时也是有特点的，一般上肢负荷的运动，比如网球、羽毛球，要挥拍子，叫拍力运动，撑竿跳，一般人不会做，但做拿竿子的运动时，肌腱容易退变，容易出现滑囊炎，加重肌腱的缺血。因此中年时运动要适当。

＊三大特点区别肩周炎和肩袖撕裂

区别肩周炎与肩袖损伤，可抓住以下几个特点：

第一是年龄的特点。肩周炎一般叫五十肩，不过不能局限在 50 岁，在 40 多岁到 50 多岁的年龄段比较多见。如果年龄在 60 多岁，应该要小心，有可能不是肩周炎，肩袖撕裂的可能性就增加了。

第二是活动范围。肩周炎又叫冰冻肩，肩能活动的范围很小，是全范围的活动受限。肩膀往哪个方向活动都不行，肩袖损伤，它是在某个部位运动时才疼，并不是肩膀不能活动。肩膀活动范围在 60～120 度时，感觉不出疼痛，有时超过该范围也不一定疼，肩袖撕裂的人一般旋转不太受限，活动范围要大。

第三是病程不一样。肩周炎一年左右的时间会缓解。在一年当中，会经历冰冻期、冻结期与融化期。如果肩袖撕裂没有经过正规治疗一般延续时间比较长，若持续时间超过一年多，要小心可能不是肩周炎。

* 肩袖撕裂疼痛有特点 时轻时重晚上明显

肩袖撕裂的一个特点就是症状时轻时重，同时，肌肉力量也会下降，并且在晚上疼痛明显，但并不影响胳膊的抬起。

* 老年人锻炼有要求 时间距离要注意

今年80多岁的张先生有一套适合自己的锻炼方法，每天都要练半个小时的健身器材，然后再打一套自己改创的太极拳。哪怕只是散步也会特别注意时间，这样的运动方式已经坚持了很多年，张先生说自己不仅身体受益，连心情也变得开朗了。

专家提示

老年人锻炼时要小心，锻炼时间不要太长，幅度不要太大。像器材的运动一般半个小时就可以了。散步1小时，3~5千米。有的人可以走得很远，有些老年人还可以跑马拉松，要根据个人的实际情况来决定。运动前需要热身，不只可以防止肩袖撕裂，对于防止其他肌肉拉伤也是有很大作用的。一般在比较大强度的运动之前，应该先做热身。

肩周炎和肩袖撕裂的区别主要有三点，首先是年龄区别，肩周炎的高发年龄集中在50岁左右，而肩袖撕裂则通常在60岁以上。其次是肩周炎活动时全范围受限，而肩袖撕裂的活动范围相对较大。最后是肩周炎通常一年左右就可缓解，而肩袖撕裂的病程则相对较长。

老年人在使用健身器材锻炼时要把握时间和运动量，一般运动半个小时即可，走路1小时控制在3~5千米，应根据个人情况选择适合自己的运动方式。

第四十章

危机源于小动作

讲解人：崔国庆

北京大学第三医院运动医学研究所副所长、主任医师

* 生活当中的伤肩元凶是什么？

* 抖空竹能不能保护肩关节？

* 肩关节脱臼有哪些您所不了解的真相？

肩关节是身体当中最灵活的一个关节，但正是因为它最灵活，使它成为身体当中最不稳定的关节，因此生活当中经常会出现肩袖撕裂、肩周炎、肩关节脱臼的情况，一旦遇到上述情况应该怎么办？如何正确处理才不会误入歧途给身体造成更大的隐患？怎样的动作会在不经意间伤到肩？北京大学第三医院运动医学研究所副所长、主任医师崔国庆为您讲解。

* 生活中许多动作都会伤肩

实际上很多动作对肩部健康都有影响，比如晾衣服、枕头过高、长时间用电脑，会导致颈椎出现一些问题，颈椎出问题以后，实际上肩膀也会受影响，也会疼痛。还有背包太重，在背包的时候同时在做别的动作，对肩也是有影响的。背包重量全集中在肩上，所以肩部肌肉比较容易疲劳。

晾衣服、用电脑、枕头过高，久而久之都会影响到肩部健康。不正确的背包姿势也容易伤害到肩。正确背包是肩部受力均匀，避免将包斜挎着背，或者单肩背包，同时避免长时间一只手拎包。

* 简单小动作　关节大健康

老年人容易患肩周炎，如何能有一定的活动，又不至于造成损伤呢？实际上就是每天做最大范围的外旋，一般3～5次，每次达到最大限度以后，停5秒钟。两只手一起往上举，举到最大限度停5秒钟，同样做3～5次。这两个动作实际上是对整个关节囊的牵拉，可以保持它的柔韧性。

* 练好肩袖才能护好肩

把肩袖的力量练好，对肩关节是一个最大的保护，如果有橡皮筋可以每天拉一拉，能够最大限度锻炼肩袖，对肩关节是非常有好处的。瑜伽有一个弹力带，拉弹力带，可以锻炼肩的力量，而且练的主要是肩袖。或者把弹力带或橡皮筋踩在脚下，手向上提拉，也是非常好的锻炼方法。

* 抖空竹可以锻炼肩关节吗

70岁的老丁迷上了空竹。因为他的肩膀总是不舒服，他听说抖空竹可以缓解肩部疼痛，于是每天都会去公园里抖空竹。抖空竹真的可以有效锻炼肩关节吗？

专家提示

抖空竹是很多中老年朋友特别喜欢的一项运动，对锻炼肩关节很有益处，在活动当中关节得到了锻炼。抖空竹之所以对肩关节有益，是因为抖空竹可以使肩关节完全打开，有效避免肩关节粘连。另外抖空竹还可以让两个肩膀力量保持协调。

最大范围的两臂外旋和上举，达到最大限度后坚持5秒钟。每天做3～5次可保持肩关节柔韧性，有效地牵拉肩关节囊，可以避免肩部损伤，有效预防和治疗肩周炎。

每天最大限度地拉橡皮筋，可有效锻炼肩部冈下肌和小圆肌。把橡皮筋踩在脚下，双手向上提也可以有效地锻炼肩袖。

年轻人肩关节脱臼是由于外力撞击和运动不当造成的。首次出现肩关节脱臼不引起关注，就可能会引发习惯性脱臼。当人们出现关节脱臼的情况时应及时接受治疗。

老年人肩关节脱臼是由于年龄增大肩部肌腱脆弱和老化造成的。如果肩关节过度外旋、外展就容易造成肩关节脱位。出现脱位在用冰敷止痛的同时，要及时到医院规范治疗，避免习惯性肩脱位。

* 肩关节最灵活　最容易脱臼

65岁的老刘年轻的时候就喜欢运动，运动曾经给他带来了很多的快乐，也让他收获了健康。可是40岁之后，每当老刘在运动的时候，带来的却是烦心和一阵阵撕裂般的疼痛。原来这是因为40岁那年打篮球的时候，为了挡一个球，他的肩膀脱了环。但当时老刘只是自己复位，后来不疼了也就没再管。那么肩膀脱环的情况为什么总会伴随他呢？

专家提示

肩关节是一个最灵活的关节，而最灵活的关节也是最不稳定的关节，所以会经常听到有人说肩膀脱白了。其实不同年龄段的人的肩膀都会出现脱白，小孩脱白以后一般都会有撕裂，此时需要做一定程度的固定。一般来说，关节囊要长好需要6周左右的时间。很多年轻人，比如十几岁的孩子脱白，脱白以后固定一个星期，觉得不疼了就不再继续保护了，但结果是复发。首次脱白不重视，复发性脱白常来袭，第一次处理的时候要注意，也许固定时间长一点，就避免了以后再发生类似情况。

* 老年人肩脱位多因肌腱断裂引发

年龄大的人脱白，是因为肌腱脆，所以脱白的时候经常肌腱会断，这是一个特别大的问题。对于40岁以上的人，一旦发生脱臼，一定要查一查肌腱有没有发生断裂，如果肌腱断裂则要进行手术。所以对脱臼的年轻人来说，一定要固定足够时间，中老年人要排除是不是肩袖有撕裂，一旦复发出现第二次脱臼就一定要手术，不要拖很多年，导致最后骨头都磨没了，就要进行很大的手术了。

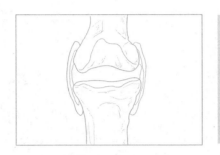

第二部分

风湿免疫

第四十一章

你的伤痛谁能懂

讲解人：张奉春
中国医学科学院北京协和医院风湿免疫科主任医师

* 类风湿关节炎与寒冷潮湿的环境有没有关系？
* 类风湿关节炎的早期信号有哪些？
* 类风湿关节炎如何治疗？

关节肿胀疼痛，也许您曾经经历过，而有一种关节疼痛却非同一般，这种疼痛让人痛不欲生，严重时甚至还会致残、损毁全身各重要脏器危及生命。这种疾病就是类风湿关节炎。类风湿关节炎多发于中年女性，一旦发现将不可逆转，如何才能早期发现它的蛛丝马迹？怎样才能保护我们身体的免疫系统不受攻击？中国医学科学院北京协和医院风湿免疫科主任医师张奉春为您解答。

* 类风湿关节炎是风湿病的一种

2005 年 8 月 20 日一早，52 岁的叶女士像往常一样准备起床上班，可就在这时，她发现自己的双手双脚关节出现了明显的肿胀，形似一个暖水壶，仿佛这手和脚已经不是自己的了，几分钟过后疼痛依然没有减轻，难忍的疼痛甚至一度让她昏厥。直到一周后，异常的表现越来越多，她的吞咽功能也出了问题，一口三餐都没法正常咀嚼，关节疼痛得连筷子都拿不起来。此时叶女士才有所警惕，来到了医院，医生通过问诊和观察叶女士手脚关节的疼痛肿胀情况，初步判断她是患上了一种风湿免疫科的常见疾病——类风湿关节炎。但要想确诊，还需要进行血液检查才能定论。

专家提示

类风湿关节炎的特点是可以动的关节都受影响。比如活动的手指、腕、肩、膝。只要能动的关节，类风湿关节炎都能对其产生影响，关节肿胀疼痛通常都是对称性的。很多人，包括一些非风湿病的医生，也认为风湿是一种病，事实上所谓风湿是一大组疾病，风湿病里面包括将近200种疾病。类风湿只是风湿病里的一种病。过去所指的风湿更多的是风湿性关节炎，但是随着医学的发展和人类的进步，风湿性关节炎越来越少了。风湿性关节炎非常肯定的是由于链球菌感染引起的关节炎，由于现在医疗水平提高了，患者感染链球菌很快就被抑制住了，因此无法发展成为风湿性关节炎。虽然现在患风湿性关节炎的人越来越少，但是类风湿关节炎因为免疫系统紊乱，更为复杂。人的免疫系统使人能够在自然界中得以生存，人类能够不被疾病侵扰就是因为体内能对外界的细菌产生免疫。例如，打疫苗是为了疫苗能在体内发生免疫反应，使体内的免疫细胞认识了某个病菌，就产生了针对该病菌的抗体，所以再次接触该病菌的时候就不会生病。当然体内还有很多先天的免疫细胞，如白细胞，它就像卫士一样保护着我们。免疫系统是身体里重要的一个系统，免疫系统是身体的防御兵，使机体可以抵抗疾病。自己的免疫本来不应该对自己的身体进行攻击，但由于各种原因使得体内的免疫系统发生变化，开始攻击自己身体里的组织，这样就会患上自身免疫病，类风湿关节炎就是自身免疫病的一种。

类风湿关节炎不是单纯的关节疾病，而是由于自身免疫系统紊乱导致的疾病。

* 类风湿关节炎是全身性疾病

类风湿关节炎虽然是关节炎，最初发现时会影响关节，但实际上它是一种全身性疾病，除了关节受影响之外，还容易影响到肺、肾，甚至肝等器官，使健康和生命受到更大的影响。类风湿关节炎如果控制得好，可以像正常人一样生活，但如果该病控制得不好，关节会畸形，对生活造成一定影响，使人丧失自理能力。

免疫系统紊乱可以导致很多疾病的发生，但是攻击的器官不同。有的疾病是针对肾脏进行攻击的，有的是针对肺进行攻击的。就类风湿关节炎来说，首先会攻击关节里面的滑膜，滑膜就会变得很厚很大，关节就会被侵犯变形，如果骨头被破坏最后会长在一起，导致残疾。

* 免疫抑制剂是类风湿关节炎的治疗根本

由于类风湿关节炎发展严重时就会侵犯到肺、肾、心脏等重要脏器，因此在被确诊之后，及时和规范的治疗对叶女士来说成了当务之急。确诊的当天，她就已经开始接受免疫抑制剂和口服药的治疗。好在通过检查，叶女士的类风湿关节炎还没有危及她的肺、肾、心脏等重要脏器。接受治疗以来，叶女士的病情得到了很大程度的好转，之前生活不能自理的她，现在已经可以从事一些简单的家务了。

专家提示

类风湿关节炎治疗效果不好的，常常是因为没有得到及时治疗，当病情发展到关节变形的时候就已经很难控制了。中药西药对于治疗类风湿关节炎都有效，关键就看用的药是否得当，如果一大群细胞成为了导致类风湿关节炎发病的一个因子，此时只能盲目地使用免疫抑制剂，把细胞无论好坏整体进行抑制。导致疾病发生的致病因素减少了，疾病就能缓解了。但是该药物有相应的不良反应，比如容易降低白细胞数量、容易损伤肝脏。真正治疗关节炎的药药效较慢，属于慢作用的药，可能吃上两三个月才慢慢起效。快作用的药物在医学上称为抗炎镇痛药，比如阿司匹林这类药物，它们更多的作用是抑制疼痛。如果仅仅使用抑制疼痛的药物来治疗类风湿关节炎，则难以真正抑制病情，最终仍然会出现关节变形。因此刚开始疼痛时可以服用镇痛药，同时再使用抑制病情发展的药物，两三个月以后就应停止服用镇痛药。

* 40%类风湿关节炎患者会出现干燥综合征

类风湿关节炎除了会使关节严重变形致残之外，还会使约40%的人出现干燥综合征，及时的免疫抑制剂和抗炎治疗至关重要。

在患病后，随着类风湿关节炎的发展，大概有40%的人会患干燥综合征，影响到泪腺、唾液腺，出现没有眼泪的情况。没有了眼泪就无法保护眼睛，眼睛常常会感觉干涩，并且发红。而唾液腺如果受到影响，唾液就会减少，吃馒头等固体食物将难以下咽。

* 类风湿关节炎的致病原因

类风湿关节炎有多种致病原因。第一个原因是家族遗传。类风湿关节炎在中国的检出率接近0.4%，即1000个人大概有3～4个人患这种病。如果家族中存在类风湿关节炎患者，则后代的患病概率在百分之十几。第二个原因为长期接触化学制剂，化学制剂可以导致很多疾病。第三个原因为甲状腺功能减退（简称"甲减"），甲减和类风湿关节炎有一些内在联系，甲减进一步发展，很可能出现关节问题。此外，很多人认为长期受凉受潮也是一个原因，其实类风湿关节炎跟长期受凉并无关系，只是受凉以后会加重病情，但并不是引起类风湿关节炎的原因。

* 警惕类风湿关节炎的早期信号

按照国际诊断类风湿关节炎的标准，关节没有肿大不能诊断为关节炎，但是在有些人身上可以发现类风湿关节炎早期的症状，比如觉得关节发僵，或者有胀的感觉，特别是早晨，症状更加严重，关节肿胀、晨僵，可能是类风湿关节炎的早期表现。类风湿关节炎会累及到全身 68 个关节，最容易发生在手指、手腕、膝盖等比较灵活的关节上。关节晨僵是类风湿关节炎的另外一个典型表现，如果晨僵时间超过 1 个小时，活动之后不易缓解，且这种情况持续 6 周以上，就要警惕是否存在类风湿关节炎了。关节对称性疼痛要警惕类风湿关节炎，对称性的关节疼痛指双手同一组对称关节的疼痛，如果同时满足关节晨僵 1 小时且持续 6 周以上条件时，则需要到医院的风湿免疫科进行检查了。

遗传因素、长期接触某些化学制剂，以及甲状腺功能减退等内分泌疾病，都可能是造成类风湿关节炎、免疫系统出现紊乱的原因。

第四十二章

走出"干燥"阴霾——解读干燥综合征

讲解人：栗占国

北京大学人民医院临床免疫中心 / 风湿免疫科主任、主任医师

* 干燥综合征有什么危害？
* 如何判断干燥综合征？

干燥综合征发病率高，但却鲜为人知，干燥综合征危害性大，但患者却常常拖延就诊。干燥综合征危及全身器官，如何诊断是关键，关于治疗大家又存在哪些误区？北京大学人民医院临床免疫中心 / 风湿免疫科主任、主任医师栗占国教授，带您解读干燥综合征。

* 成人反复出现腮腺肿大谨防干燥综合征

赵女士 56 岁，在最近的 3 年中，她总是出现不明原因的发烧和腮腺肿大，同时，伴随发烧还出现了眼睛干涩、无泪和口腔干裂甚至吞咽困难的症状。经过诊断，赵女士所患的就是干燥综合征。

专家提示

患者出现口干、眼干的表现，但口干、眼干有独特的特征，比如口干的程度比较重，持续 3 个月以上就应注意，成年后出现反复的或持续的腮腺肿大，则高度怀疑是干燥综合征。如果咽较干的食物时出现困难，不喝水、喝汤就咽不下去时，那很可能就是干燥综合征的表现之一。

眼干的表现也是持续 3 个月以上，眼睛时常发涩，每天要用人工泪液，则是很重的干眼症了。上述表现实际上很可能是干燥综合征。

成人出现腮腺肿大一定要注意到可能就是干燥综合征，一般成年人很少得腮腺炎，所以该症状是非常值得注意的。

如果免疫功能存在异常，出现口干、眼干的症状持续 3 个月以上，有反复、持续的腮腺肿大，并且不明原因地出现了龋齿，就要高度警惕是干燥综合征，应及时到医院的风湿免疫科做血常规、泪腺、唾液腺、腮腺功能的检查进行排查。

* 干燥综合征的危害

干燥综合征是一种累及外分泌腺的慢性炎症，是一种自身免疫病。干燥综合征主要表现有两个方面：第一，它有多种全身的表现，比如眼干、口干，以及腺体器官受累的临床表现。第二，血液中会出现多种自身抗体增高、免疫球蛋白增高的表现。干燥综合征是一种以眼干、口干为主要表现的全身自身免疫病，患病的高峰年龄在 40～60 岁，男女的比例是 1∶9，绝经以后的女性是患病的高危人群，在中国患病率为 0.77%，全国的病例数在 800 万左右。干燥综合征的临床表现，可以出现关节疼痛、肿胀，肌肉疼痛，皮肤的病变，还会出现雷诺现象，即患者的手着凉时变白、变紫、变肿，还可能出现肺部、肾脏的改变等。血液化验的指标也会异常，即人体任何的器官和系统都可能会出现病变症状。干燥综合征是种多系统病变，并不单单是眼和口腔的问题，所以要注意做系统的检查才能明确诊断。

> 干燥综合征的特点：持续地口干、眼干，成人反复腮腺肿大。

如果干燥综合征不及时治疗，会出现反复的肺部感染，造成"蜂窝肺"，此外，肺脏血管系统的异常还可能影响心脏，增加冠心病的发病率。

* 干燥综合征还会影响心肺功能

很多干燥综合征的患者会出现肺感染，而且是一次次反复的肺部感染，在肺的纤维化形成之后肺脏正常的功能丢失一大半，肺脏通过代谢来抵抗外界微生物侵蚀的作用会减弱，所以很容易出现肺部细菌和病毒感染。患者经常会由于肺感染到呼吸科就诊，经过使用抗生素抗感染好转以后，回到家又重新出现了感染，并且反复后会加重。肺的纤维化越重，肺的功能丧失得越多。有一个词叫作"蜂窝肺"，即肺看上去像一个马蜂窝一样，一个一个的洞，周围是增厚的一些组织。还有一些患者可以出现肺脏血管系统的异常，如肺动脉高压，同样可以影响心脏。所以干燥综合征患者中冠心病发生率要高，因为该类患者血的黏稠度增加，血液里多种球蛋白使血液的油性增加了，产生的各种抗体是不正常且不该存在的。

* 干燥综合征的高发人群

虽然干燥综合征的高发人群是中老年女性，但是男性和儿童也会有患病的可能，而且，由于此类人群患病比例较低，所以更容易被误诊。

出现腮腺持续肿胀不愈的孩子，出现肾小管酸中毒的一些表现，专科解释不了，可能就是干燥综合征。老年人情况也是如此，多数的老年人会有眼干、口干的表现，但真正符合干燥综合征的只有一部分人。什么情况需要注意？很严重的眼干、口干，出现了一些其他科室解释不了的症状表现，比如肺间质纤维化、肺部反复感染、皮肤有出血点等，就要到免疫科检查抗体。

将近一半的干燥综合征患者是中老年人，而且是以女性人群为主。虽然男性患者比例较低，但是一旦出现相关的症状表现，也要小心。

* 四大原因引发干燥综合征

干燥综合征发病原因比较复杂，它是一种多因素引起的自身免疫病。第一个是免疫紊乱。有的患者在患病后坚持要用免疫药物来增强免疫功能，实际上是错误的做法。B淋巴细胞是亢进的，产生好多不好的因子，一些抗体出现，才会患干燥综合征。所以要增强免疫功能的话，可能反而起了坏作用，即免疫紊乱。第二个是遗传因素。干燥综合征受一定的遗传因素的影响，但是很弱，确实有家族性发病的现象。即如果妈妈患了干燥综合征，孩子也容易出现类似的表现，这种情况虽然存在，但是概率比较低。第三个是感染。由于遭受了病毒或者某种微生物的感染，导致了免疫的异常，出现了此类免疫病。第四个是雌激素异常，在绝经期之后干燥综合征在女性身上更常见的原因，就是体内的雌孕激素平衡失调，使免疫异常更加明显，从而导致该病的发生。

免疫功能紊乱、遗传因素、病毒感染和雌激素水平异常，都是导致干燥综合征的原因。

* 干燥综合征可以完全缓解

干燥综合征可以治愈的观点不科学，医学上讲应该称作缓解或者完全缓解。经过很规范的用药之后，病情可以控制得很好，没有任何的临床表现，但是实际上只是把指标降得很低，而不是治愈。很多患者会找一些偏方，可能病没治好，反而因为药物患了一些相关的其他病症。所以干燥综合征应该规范治疗，在专科医生的指导下，正确用药，既要对症，又要治本，两方面用药才能把疾病治好。所以针对干燥综合征，多年以来被认为是不可治的，此概念是错误的，干燥综合征可治，能使病情完全缓解，但是做不到治愈，就像高血压，患了吃药可以控制它，不吃药就会复发是一个道理。

* 干燥综合征的治疗误区

误区一：滥用激素。

有的干燥综合征患者出现关节炎和免疫病，会选择使用激素，用量很大，而且长期使用，这是错误的做法。有的病是要用激素，但是使用的量一定要控制住，免疫病患者要用中小量的激素进行短疗程治疗。

误区二：不用激素。

一提起激素，很多人就认为肯定会导致很多不良反应，这也是错误的认识。因为好多人滥用激素，大量长期地使用激素，结果导致"满月脸"，体重增加，那是激素导致的不良反应，所以使得一些医生或者有些患者一听激素就谈虎色变，干脆不用，这也是错误的做法。

干燥综合征治疗误区有两个：误区一是滥用激素；误区二是不用激素。

* 干燥综合征首先要对症治疗

干燥综合症的治疗要针对具体症状进行治疗。比如口干，患者要注意保持口腔的清洁，减少龋齿的可能。口腔里面正常是有唾液清洁的，才不出现龋齿，干燥综合征的患者由于没有唾液，一些食物残渣就会留在口腔里，导致局部的一些细菌作用，引发牙龈炎、龋齿的发生，所以要保持口腔清洁，才能减少龋齿的发生。好多患者出门一定会带水，在包里随身不离，这是很好的方法，轻的患者通过多喝水可以有一定缓解。

* 干燥综合征要早发现、早诊断、早治疗

从预防角度上讲，无法给每个患者都提前用药，更

多的是在症状出现的时候及早就医，要在只有口腔干燥、眼睛干涩，没有出现血液里有抗体、没有出现内脏损害的症状时及时就医，很简单地对症用药就可以治好。若是到了损伤肾脏、肺脏纤维化的程度，病情就已经很重了，治疗起来也很困难。

第四十三章

被看穿的危机

讲解人：杨柳、张卓莉

杨　柳　北京大学第一医院眼科主任、主任医师

张卓莉　北京大学第一医院风湿免疫科主任、主任医师

* 什么是虹膜睫状体炎？

* 腰痛和眼病有关系吗？

* 强直性脊柱炎的发病有什么规律？

　　眼睛发红到医院，竟先后被诊断出两种终身无法治愈的疾病。腰痛竟然是其中一种疾病的早期信号。两种疾病，一辈子的治疗。北京大学第一医院眼科主任杨柳、风湿免疫科主任张卓莉将联手为您揭晓疾病被发现的全过程。

* 眼睛是身体唯一可看到动静脉的地方

　　2008年的一天，张先生上班时，同事发现他的白眼球布满了血丝，让他赶紧去医院看看。张先生接受了同事的建议，赶紧去了医院，医生对他进行了眼部的相关检查，最后诊断他患上的是虹膜睫状体炎。医生让他留下来特别嘱咐他，虽然他是眼部发现了充血，是眼睛的一种免疫相关性炎症，但这种现象不光是眼睛的问题，还需要进行X线摄影和血液检查，然后去其他科室看看是否是别的疾病导致的眼睛出现问题。

专家提示

张先生的眼睛布满血丝是充血的症状，充血会带来很多其他疾病。张先生患的是虹膜睫状体炎。眼球壁有三层组织，即角膜、视网膜、葡萄膜。葡萄膜的组成有三部分，从前向后分别是虹膜、睫状体和脉络膜。为什么叫虹膜睫状体炎？是因为虹膜和睫状体所处部分发炎了。葡萄膜是由血管组成的，血液流至该处时，血管的面积突然扩大，流速会瞬间减慢，全身所有的免疫因子、毒素，甚至于肿瘤细胞、微生物等都可以存留在该处，就造成一些免疫相关性的炎症，所以凡是上述情况医生第一看前房积脓，第二看年龄，还会问患者有没有腰疼，以确定是否患有其他方面的疾病。

* 腰痛和眼病有关系吗

张先生 20 多岁的时候，从事办公室管理工作，但是因为科室人手不够，所以张先生也经常需要帮忙搬运一些设备等重东西，日积月累他觉得自己腰不舒服跟搬重物有关系，于是就去医院检查。那时候医生检查完告诉张先生，他患上了腰椎间盘突出的毛病，需要采取保守治疗的方式控制病情。

专家提示

腰疼跟眼睛是有关系的。眼睛的虹膜睫状体炎大概有50% 是能找到全身相关疾病的原因的，比如人们熟悉的风湿性关节炎、结核、艾滋病、梅毒、肠病，还有系统性红斑狼疮，所有上述疾病都有可能表现为虹膜睫状体炎。虹膜睫状体炎在普通的体检中不太容易检查出来，但它是有症状出现的，除了眼睛红，大多数人都会出现眼睛疼、

眼睛的虹膜睫状体炎大概有 50% 能找到全身相关疾病的原因。虹膜睫状体炎在普通的体检中不太容易检查出来，有了症状做专科检查才能检查出来。

视力下降等症状。

* 强直性脊柱炎

根据检查发现张先生患上了强直性脊柱炎。强直性脊柱炎表现为在年轻时患病了，但是不注意病情，后来就发展成驼背，继续发展下去腿也会出现问题。强直性脊柱炎对全身都有危害，对患者的生活质量和生活能力有很大的影响。它的表现不仅仅在脊柱，还可以对其他的身体器官造成危害。比如会出现眼睛的问题，影响患者的视力。还有一部分患者，可能影响肠道，比如肚子疼、腹泻，此外，有的患者的心脏还有可能出现一系列的症状。所以强直性脊柱炎可以影响眼睛、心脏、肺，还可以影响神经系统以及肾脏、骨头等部位，对患者造成不同的伤害。

强直性脊柱炎的早期表现最多见的就是疼痛。常见的是腰部的疼痛，甚至在下腰部，包括胯部的疼痛感。

强直性脊柱炎的腰痛有一些特殊的地方，很多患者都会在晚上或睡觉的过程中疼得比较厉害，甚至严重的患者会因疼痛而无法入眠，但是起来后去一趟厕所，喝点水，在室内进行简单的活动后，又觉得不疼了。

强直性脊柱炎与腰椎间盘突出的腰疼不一样。腰椎间盘突出的患者主要的症状也是腰疼，但是腰疼一般都是在活动比较多时，越劳累就会越疼。椎间盘突出疼痛后，躺在床上休息或者睡一觉反倒能够好转。

强直性脊柱炎的疼痛特点，在早期是当同一姿势长时间保持不动时，会出现疼痛，稍加活动后会好转。

* 强直性脊柱炎主要发生在男性身上

强直性脊柱炎的特点：第一是在男性中较为多见，

第二是青壮年更易患病。强直性脊柱炎晚期，患者可能会出现弯腰受限、驼背的表现。除了腰疼和大胯疼以外，还可以出现其他部位的疼痛，比如脚后跟痛、膝关节痛，甚至会在深呼吸的时候出现胸痛。

* 虹膜炎的治疗

张先生从开始治疗虹膜炎和强直性脊柱炎到现在已经有 5 年的时间了，他的虹膜炎总是在换季的时候发病，而强直性脊柱炎则是要用激素进行治疗。

专家提示

虹膜睫状体炎的治疗就是激素局部治疗，点激素眼药是非常重要的一个手段。除此之外，还可以用一些非甾体抗炎的眼药。除了激素和非甾体抗炎的治疗以外还有理疗的办法，需要做热敷，可以起到理疗的作用，能缓解炎症。另外一个非常重要的手段就是散瞳。如果当时发作的时候，没有好好治疗，可能会非常迅速地导致很多并发症，包括瞳孔不圆，当虹膜一圈都黏住以后，就会有继发性青光眼的可能，甚至有白内障长得比较快的危险，最严重的还可以导致失明。所以虽然无法治愈，但是及时治疗也是可以控制的。

* 通过眼睛发现全身性疾病

像张先生这样通过眼睛发现身体其他疾病的情况并不少见，眼睛不仅可以反映强直性脊柱炎，同样可以反映出干燥综合征、白塞氏病、酒渣鼻等其他疾病。同时，眼睛还是人体唯一能够让医生通过肉眼观察到动脉的地方。

眼睛背后的疾病分几大类：第一大类是免疫相关的

虹膜炎的治疗可以通过激素、非甾体抗炎和理疗法热敷。在虹膜炎发作时要及时治疗，否则会有很多并发症。

疾病；第二大类是血管相关的疾病。如糖尿病患者眼底会出血，这是典型的表现，只要发现了微血管瘤，基本上可以判断是糖尿病。

* 强直性脊柱炎是全身性疾病

强直性脊柱炎是全身的慢性疾病，所以对患者的治疗是一个长期的过程。医生要根据患者的情况，从内科医生的角度，用更全面的观点去看待它，也许还需要用一些药物来预防发作。强直性脊柱炎虽然目前还不能彻底地治愈，其致病原因也不是很清楚，也没有真正行之有效的方法来进行预防，但是对于该病的总体治疗，近年来有了非常大的进展。到了一定年龄后，一般在四五十岁左右，该病的稳定性相对要更好一些。

第四十四章

痛定思痛

讲解人：张学武

北京大学人民医院风湿免疫科主任医师

＊ 诊断痛风有何重要指标？

＊ 痛风有哪些危害？

＊ 引发痛风的原因有哪些？

　　根据流行病学调查显示，目前全国约有 1.2 亿人在体检的过程中被查出血尿酸高于正常值，在上述人当中，有相当一部分人由于没有继续关注自己的血尿酸水平，从而患上了痛风。如果是膝关节、踝关节、脚趾关节出现疼痛，每次疼痛难以忍受，则要警惕痛风来袭。痛风是一种不可逆的疾病，一旦发生就不可逆转，因此早期发现很关键。痛风都有哪些早期表现？一旦发作常规的处理办法都科学吗？北京大学人民医院风湿免疫科主任医师张学武为您讲解。

＊ 血尿酸是诊断痛风的重要指标

　　2003 年 7 月，一个风和日丽的午后，刚刚谈完一桩生意的吕先生，正兴高采烈地准备开车回家，然而一场突如其来的意外却降临了。吕先生突然感到大脚趾传来了一阵剧烈而又钻心的疼痛，如刀割一般，来得让他有些措手不及，他下意识地用手摸了一下，谁知这一摸却让他疼得更加撕心裂肺。疼痛大约持续了 20 分钟才慢慢地有所缓解，吕先生很是纳闷，自己的脚趾怎么就会这么疼呢？他想起最近身体出现的一些小的异常症状，膝盖和脚趾部位偶尔也会有些痛感，但是每次疼痛都像是风一样，过个一两分钟就又好了，他也就没有太在意，以为是自己做生意累的。而这次突来的剧痛让吕先生决定到医院去检查，来寻找让自己饱受疼痛折磨的真正原因。结果显示，他有两项指标处于异常状态，血尿酸值竟然高达 800 微摩尔每升，已经超过正常值的一倍，同时血沉也超标，医生根据问诊情况得知，吕先生关节疼痛，并有红、肿、热的症状，结合他的检查结果，医生给出了最终的诊断——痛风。

专家提示

吕先生患的是急性痛风性关节炎。血尿酸是人体中的一种成分，就像血糖、血脂一样，血糖高了，患者就容易患糖尿病，血脂高了易患高脂血症，血尿酸高的人就容易患痛风。血尿酸明显增高是该病的一个最基本的表现，所以血尿酸高的人有相当一部分，经过一段时间以后都出现和吕先生类似的关节红肿热痛。痛风性关节炎最典型的症状就是突然间开始关节的红肿热痛，疼到难以忍受，不能入睡，发烧，在该关节摸一下或者盖一个被单都会疼。

痛风性关节炎最常见的部位，就是大脚趾靠里侧一点。绝大部分人首次发作都是该位置。可能跟它的温度相对偏低、受力比较多、关节本身容易受损伤都有关系。

＊高尿酸血症是引发痛风的一个直接原因

高尿酸血症是痛风发作的一个最基本的病理基础，

痛风在急性发作时会出现关节红、肿、热、痛的典型症状，而这些症状多发于大脚趾、膝、踝等经常受力的关节部位。

痛风性关节炎发作的原因基本都在于高尿酸血症，但反过来不是这样，并不是只要是高尿酸血症就发作痛风。引发痛风还有很多其他危险因素，比如有的人肾脏不好，就如同下水道不通，水要溢出来，血尿酸也是这样的，如果由于某种原因导致肾脏功能不好，尿酸无法排泄，肯定会出现血尿酸过高，还有很多高血压的患者吃利尿剂，利尿剂是可以降压的，但同时有很多的利尿剂吃上以后，血尿酸容易升高。如果还有肥胖、高血压、血脂高以及心脑血管等疾病，则要把尿酸积极地降到一个相对正常的范围。

* 痛风不及时治疗危及心脑血管

自从被诊断为痛风后，吕先生一直是遵医嘱定期服药，每餐的高嘌呤饮食也不见了踪影，一个月之后他的病情得到了很大的好转，关节处疼痛也渐渐消失了，吕先生又到医院进行过复查，连续几次他的血尿酸指标都在正常范围内，这让他放下了心中那块背负已久的大石头。但是医生却告诉吕先生不能放松警惕，因为痛风是一种终身的疾病，存在着复发的可能，一旦患上了就需要终身控制，每每想到医生的这句话吕先生总会感到很揪心，如果一开始就能够积极地控制血尿酸值，就不会发展到痛风的地步了。

专家提示

高尿酸血症也好，痛风也好，确实是有一定的危害的。比如说关节的反复肿疼，此时的反复肿疼，也像骨性关节炎、类风湿关节炎一样，有可能对关节的骨质造成破坏，使得关节变形，另外，尿酸盐反复地在肾脏沉积，出现痛风不及时治疗，就会造成关节严重变形，如果血尿酸长期沉积在血管周围，还会产生动脉硬化，同时会对肾脏功能造成很大影响。

肾结石、肾积水，也可能对肾脏造成不良的影响。此外通过血管，并在血管的周围沉积，还可能造成加重动脉硬化的情况。

* 痛风急性发作切忌热敷

痛风发作时，能在家里进行的治疗方法，首先便是休息，然后拿冷水稍微敷一下局部红肿的关节，一般不能热敷，也不能按摩，促进血液循环的措施都不能做。痛风性关节炎与其他的关节炎不一样，像骨性关节炎或者类风湿关节炎，关节疼痛用热敷、贴膏药或者蒸桑拿，可能都会得到缓解，但是痛风性关节炎一般来讲是不行的。最后，可以用消炎止痛的药膏，也可以用一些偏凉的膏药，或吃消炎止痛药来缓解疼痛。但有的人觉得痛风性关节炎犯了，就要吃降尿酸的药，这是完全错误的。降尿酸的药一般作用是促进排泄或者抑制合成，并没有消炎止疼的作用。如果在急性期降尿酸，可能尿酸会排泄比较快，导致血液中、组织中和往外排的梯度变大，反而会使得疼痛持续的时间延长，甚至会加重疼痛。

痛风关节炎急性发作要冰敷、口服消炎止疼药，不要急于服用降尿酸的药。

* 找出身边的高嘌呤食物

痛风患者，啤酒、白酒、海鲜、内脏这四种食物是不能吃的，但是在软体的海鲜食物中，如海参、海蜇等含的嘌呤相对是很少的，可以食用。嘌呤含量很高的海鲜有带鱼、沙丁鱼、贝类、虾等。香菇嘌呤的含量是非常高的，豆类如黑豆、绿豆、黄豆也是含量比较高的，花生相对比豆类会稍好一点。现在国际上有一种说法，认为植物里边的嘌呤种类和动物的嘌呤种类是有区别的。

言外之意，吃肉类、内脏以及海鲜导致的嘌呤高，更容易导致痛风性关节炎，更容易出现高尿酸血症。而植物里的嘌呤，引起痛风性关节炎的发作是相对比较少的，所以植物类的嘌呤是可以适当食用的。鸡蛋里的嘌呤是比较低的。但是对于咖啡，现有研究表明，咖啡不会引起高尿酸血症，反而还具有一定的降血尿酸的作用。

* 痛风患者食用高嘌呤食物后应立即喝碱性水

吃了高嘌呤食物后补救的方法并不多，多喝水是最简单的方法，尤其是喝碱性的苏打水，对血尿酸排出会有一定的帮助。

豆类、海鲜、啤酒、白酒、动物内脏、香菇都属于高嘌呤食物的范畴，而蛋类、水果、蔬菜的嘌呤含量都比较低，痛风患者可以放心食用。

预防高尿酸血症和痛风的方法其实很简单，归纳起来就是规律作息、合理饮食和定期检查血尿酸水平，特别要提醒患有糖尿病、高脂血症、高血压等慢性基础疾病的人群，更要注意定期监测自己的血尿酸水平，至少3个月就应该进行一次检查。

第四十五章

四处游走的疼痛

讲解人：张学武

北京大学人民医院风湿免疫科主任医师

* 痛风关节炎有何特点？

* 热敷、按摩为何会加重痛风关节痛？

* 如何快速缓解痛风性关节炎的疼痛？

它是一种在冬季高发的疾病，寒冷的季节中，很多中老年都容易出现此类问题：奇怪的疼痛，起自脚趾，又从何而来？痛风，我们该如何远离它的困扰？北京大学人民医院风湿免疫科主任医师张学武为您解答。

* 关节炎分多种

58岁的韩先生已经被痛风困扰16年了，病情一直得不到很好的控制，他的脚趾关节也发生了严重的变形，连行走都很成问题。

专家提示

关节炎是一大类非常常见的病，第一种是类风湿关节炎，类风湿关节炎又被称作"不死的癌症"。第二种是骨性关节炎，患者又称其为骨质增生，像腰椎、颈椎、膝关节都有可能出现骨质增生，这是老年人中非常常见的一种关节炎。第三种是年轻人容易患的，叫作强直性脊柱炎。还有一种是痛风性关节炎，随着生活水平的提高，痛风患者越来越多。

* 秋水仙碱可快速缓解痛风性关节炎疼痛

　　韩先生患病的前几年，就一直四处求诊，终于在 45 岁那年，病情得以证实，他患的正是痛风。那天他突发趾关节的疼痛，没敢耽误，立刻就去了医院，一番问诊之后，接诊医生就怀疑他患的是痛风，建议他做血常规检查，但是结果不能马上出来。于是为了尽快确诊，医生给韩先生开了一种药——秋水仙碱。

专家提示

　　秋水仙碱能够缓解急性发作的痛风性关节炎的疼痛。随着最新的科学发展，痛风也不断地推出不同的诊断标准，在个别的诊断标准里，确实提到了如果服用秋水仙碱后，疼痛很快缓解则可判断为痛风。但是现在医生有新的检测手段，检测血尿酸就是其中很快的一种方法。

　　针对腰肌劳损，骨质增生，甚至像类风湿关节炎等关节炎，热敷、按摩、理疗可能效果都不错。可是痛风恰恰与它们是相反的，加速血液循环的一些办法，都不能缓解痛风的疼痛，甚至会使疼痛加重。

　　血尿酸升高和关节液里含尿酸盐结晶，都是确诊痛风的有力证据。食物中含有的嘌呤，进入到人体内就会生成尿酸，从而进一步诱发痛风。常吃的涮羊肉、带鱼、海鲜、动物内脏、豆制品、蘑菇都含有高嘌呤，要尽量少吃，饮品里面的啤酒、果汁同样不能多喝。不过也有可以辅助排泄体内尿酸的食物，比如脱脂酸奶、咖啡、维生素 C 就是不错的选择。另外，尿酸高的人需要保证每天饮用 2000 毫升以上的水，以苏打水为宜，也有助于排泄尿酸。

血尿酸是食物中嘌呤代谢的产物，嘌呤进入体内以后，经过复杂的转化过程，变成尿酸，所以在进食嘌呤过多无法代谢时，血尿酸水平就可能升高。

第四十六章

关节之祸

讲解人：陈适

北京大学人民医院风湿免疫科主任医师

* 类风湿关节炎高发人群是哪些？
* 如何识别类风湿关节炎？
* 类风湿关节炎再发作有何诱因？

据统计，全世界目前约有十万分之七的人口受类风湿关节炎的困扰，其中我国约有 2000 万人正遭到类风湿关节炎的侵害，以女性居多。类风湿关节炎的患病原因多为病毒感染、环境因素和遗传因素，是一种不可逆的疾病，不及时治疗可能造成终身残疾和身体重要脏器的衰竭。如何才能及早发现和治疗类风湿关节炎？北京大学人民医院风湿免疫科主任医师陈适为您讲解。

*类风湿关节炎的高发人群

37 岁的邢女士是一名导购，2009 年 4 月的一天，一阵阵来自脚后跟的疼痛找上了她，她以为这是站得太久造成的，可是几天过去了，脚后跟的阵阵疼痛变得越发的频繁。一个月过后，先前的脚后跟疼痛，转变成了全身的关节疼痛。接诊的医生根据邢女士所描述的症状，怀疑她是免疫系统出现了异常，于是给她做了全面检查。结果显示，邢女士有几项指标都高于正常值，那么邢女士到底出现了什么样的问题？医生又会给出怎样的诊断呢？

专家提示

邢女士患的是类风湿关节炎。类风湿是从小孩到老人都可能患的病，高发人群一般为 30 ～ 50 岁的女性，其原因目前尚不清楚，很可能跟女性的雌激素水平和内分泌有关。

* 准确识别类风湿关节炎的蛛丝马迹

类风湿关节炎最典型的表现就是小关节的对称性关节炎，关节肿胀，还有早晨起来某些关节会发僵，叫作晨僵。但类风湿的晨僵与别的晨僵不一样，类风湿的晨僵在国际上定义要大于一个小时，即早上起床之后手发僵，要在一个小时以上。

* 类风湿关节炎治疗不及时会危及生命

类风湿关节炎是免疫性疾病，是以滑膜病变为主的疾病。如果患有类风湿，滑膜的层数会从两三层细胞变成十几层甚至二十几层，滑膜就会明显地肿起来。类风湿治疗分为两部分，一部分为对症治疗，即缓解病情、止痛、消肿；另一部分是使疾病在整体上或者从根本上得到控制，两部分治疗要同时进行。

* 降低药物不良反应　定期随诊很关键

类风湿关节炎需要终身服药，不同的药有不同的不良反应，但是发生概率是很低的，即使发生了也不要紧，只要及时就诊，可以早期发现药物不良反应对身体的一些影响，及时地对症处理，或者停药。建议患者在第一

类风湿关节炎是免疫系统疾病，晚期会使患者丧失劳动力，高发人群为年龄在 30 ～ 50 岁的女性。

对称性的关节疼痛、肿胀、晨僵的症状，都是类风湿关节炎的典型表现。

类风湿关节炎如果治疗不及时，不仅会造成关节功能的丧失，而且还会影响到眼睛、皮肤及肺部功能，出现不明原因的巩膜炎、皮肤红肿和肺间质病变，应及时到风湿免疫科检查。

次服药两到三周以后到医院检查，如果检查全部正常，可以建议患者拉长复诊时间，一个月后再来检查。如果近半年时间，其不良反应都没有出现就表示没有问题了，之后每半年或者更长时间来复查一次，也是比较安全的。

* 四大原因诱发类风湿关节炎

有些感染是非常隐秘的，患者自己察觉不到，或者联想不起来，比如出现关节疼是在两周或者三周之前有过一次感冒，或者泌尿系统感染，或者一次受凉，但是关节疼的时候已经记不起来前一次的感染情况了。季节交替是该疾病发生的一个诱因，在季节交替的时候，患者来就诊的比较多，而且可能病情会不稳定。除感染、遗传、环境因素外，还有一个就是雌激素水平的紊乱，也可以使该疾病发生。

* 保护关节方法很简单

日常生活中的很多细节都可以达到保护关节的目的。比如不吹空调、少用电风扇，按时吃药，及时随诊，关节比较稳定时要多做操，保持关节的功能等。强度不要求很大，但是要达到一定的伸展度，如活动手腕的时候，屈和伸都要达到最大限度。对于手指来说，要做一个完完全全地握拳，然后尽可能地伸展、伸直。但是在类风湿关节炎的急性发作期，是不能进行关节功能锻炼的。在遇到急性发作时，要加用一些口服药，并在患处涂抹缓解疼痛的软膏，最重要的是要及时到医院进行检查。

环境因素、遗传因素、病毒感染、雌激素水平紊乱都是导致类风湿关节炎的原因。

类风湿关节炎的患者，在夏季应避免吹空调和电风扇，同时应该做一些功能训练来保持关节功能。功能训练不需要增大强度，也不需要增多次数，只要关节舒展到最大限度就可以达到锻炼效果。

第四十七章

生命无法承受之痛

讲解人：穆荣
北京大学人民医院风湿免疫科主任医师

* 类风湿关节炎与冠心病有何关系？
* 如何鉴别类风湿关节炎与骨性关节炎？
* 类风湿关节炎患者日常生活有哪些禁忌？

每个人一生中都或多或少地经过疼痛的折磨，但是类风湿关节炎的疼痛，确实非常痛苦。它是一种持续性的日夜疼痛。类风湿关节炎患者在日常生活当中都应该注意哪些问题？北京大学人民医院风湿免疫科主任医师穆荣为您讲解。

* 类风湿关节炎是对称性的小关节炎

崔女士已经79岁了，本该享受天伦之乐的她，却被一种难以忍受的疼痛折磨着，病魔无尽的摧残，让崔女士瘫痪在床，手指、脚趾关节疼痛并出现了变形的情况，尤其是膝关节肿胀得像一个暖水壶。难以忍受的崔女士只得在家人的陪伴下来到医院，经过化验检查，崔女士的血沉高达第一小时120毫米，类风湿因子也超出正常值近10倍。再结合崔女士的症状表现，医生诊断她患上了类风湿关节炎。

专家提示

目前没有明确类风湿关节炎的致病因素，突出表现为关节的炎症，手、脚、膝都是常出现病症的关节。

类风湿关节炎本质上属于自身免疫性疾病，到目前为止跟大家传统的观念不太一样，没有发现该病有确切的致病因素，是否与吹风或者是潮湿等因素有明确的关系尚待研究。最突出的表现就是关节的炎症，出现红肿、疼痛。类风湿性关节炎易发的部位中，手近端指尖关节、掌指关节、腕关节、肘关节，脚、膝都经常受累。类风湿关节炎是对称性的关节炎，经常两侧同时受累，而且小关节炎比较突出。

＊ 类风湿关节炎导致或加重冠心病

现在的医学观念认为，冠心病的发生可能有很多因素，其中一个非常重要的因素就是慢性炎症。像类风湿等慢性炎症，会导致冠心病早发。相当比例的类风湿患者是死于冠心病等心脏疾病。类风湿主要导致的是心脏血管的病变，如果控制不好，患者可能因为冠心病而缩短十几年的寿命。但它不同于风湿性心脏病，风湿性心脏病病因基本上是明确的，是链球菌感染导致的，在过去生活条件相对较差的时候出现率较高，而类风湿导致的是心脏血管的病变。

＊ 鉴别类风湿关节炎与骨性关节炎

其实早在 3 年多以前，崔女士就已经出现过一些异常的症状。那天她正在看电视，突然就发觉自己右手的食指和中指关节疼痛肿胀，就像是刀剜的感觉一样。当时崔女士并未在意，觉得是不是干活累着了。可一周过去了，手指肿胀疼痛的感觉依然存在，于是崔女士便把矛头指向了骨性关节炎，立即来到了家附近的医院，医生通过问诊和检查，认为她的情况并非骨性关节炎那么简单，因为手指的疼痛呈现对称性，背后应该是隐藏着另一种疾病——类风湿关节炎。

专家提示

老年女性是骨性关节炎的高发人群。骨性关节炎和类风湿关节炎在特点上有所不同的。多数的骨性关节炎不像类风湿牵扯的关节这么多，症状相对来说也不是这么重。另外，骨性关节炎和类风湿关节炎所受累的部位有些区别。类风湿关节炎近端指尖关节，还有腕关节是比较常受累的部位。骨性关节炎多数受累最典型的部位，应该是最末端的关节。骨性关节炎相对症状比较轻一些，僵硬一般在 30 分钟以下，而类风湿关节炎因为炎症很重，所以早晨起来手指发僵会持续到一个小时以上。

类风湿关节炎在近端指关节和腕关节出现症状，骨性关节炎在远端指关节出现症状。骨性关节炎牵扯关节少，症状轻。在晨僵的时间上，类风湿关节炎比骨性关节炎时间更长，通常在一小时以上。

* 免疫力并非越高越好

类风湿关节炎是免疫功能紊乱导致的，并不是免疫功能降低导致的。所以如果盲目使用提高免疫力的药，说不定会适得其反。因为免疫系统本来应该是清除外界来的细菌、病毒。但是自身免疫病包括风湿病患者，免疫功能紊乱后，对外的抵抗功能并没有增强，但是对内攻击的功能增强了，所以过高的免疫力，去攻击自己的关节就会导致类风湿关节炎，如果再提高免疫力，可能会对疾病起相反的作用。

类风湿关节炎是由免疫功能紊乱造成的，免疫系统对内的攻击功能增强。免疫力过高也可能加重类风湿关节炎，盲目提高免疫力不科学。

* 类风湿患者日常生活有禁忌

有人认为类风湿关节炎患者应该忌口，营养价值高对于类风湿关节炎没有有效的预防办法。定期检查血液中的类风湿因子、血沉值以及C反应蛋白指标是否在正常范围内，可早发现、早治疗。

的食物或者海鲜类的食物都应该忌，这是不科学的。类风湿关节炎不会因为饮食习惯而增加它的发病，也不会增加它的严重程度。像日常一样保持健康、平衡的饮食即可。除了要戒烟之外，在饮食上没有太多禁忌。至于运动的问题，如果关节在炎症活动期肿胀疼痛明显时，锻炼可能会使炎症加重。但如果关节长期不动，必然带来的一个后果就是关节的活动能力下降，所以鼓励患者在疼痛许可的范围内，尽量地做一些功能锻炼。锻炼不是以肌肉力量这种训练为主，而是以关节活动的能力增加为主。比如手腕受累的患者，可以做一些帮助手腕活动度加大的动作，可能刚开始在手腕很肿很疼的时候只能做到较小幅度，慢慢地疼痛减轻病情缓解之后，可以把活动度增加。运动不能预防类风湿关节炎，但它能恢复关节功能。在肿胀的地方热敷或者热水泡脚，也是大家经常会用的方法，但在关节肿胀很严重的时候，不主张用热敷，否则会让关节肿胀更加严重，热敷血液循环加速，反而肿得更厉害。